Alfred Witzmann

Hypnose und Akupunktur bei chronischen Schmerzen

Alfred Witzmann

Hypnose und Akupunktur bei chronischen Schmerzen

Ein Praxisbuch für Schmerzpatienten und ihre Therapeuten

Trainerverlag

Imprint
Any brand names and product names mentioned in this book are subject to trademark, brand or patent protection and are trademarks or registered trademarks of their respective holders. The use of brand names, product names, common names, trade names, product descriptions etc. even without a particular marking in this work is in no way to be construed to mean that such names may be regarded as unrestricted in respect of trademark and brand protection legislation and could thus be used by anyone.

Cover image: www.ingimage.com

Publisher:
Der Trainerverlag
is a trademark of
Dodo Books Indian Ocean Ltd. and OmniScriptum S.R.L publishing group

120 High Road, East Finchley, London, N2 9ED, United Kingdom
Str. Armeneasca 28/1, office 1, Chisinau MD-2012, Republic of Moldova, Europe
Managing Directors: Ieva Konstantinova, Victoria Ursu
info@omniscriptum.com

Printed at: see last page
ISBN: 978-620-0-77087-5

INHALTVERZEICHNIS

WAS IST SCHMERZ?

Gemäss einer grossen Organisation in den USA, die sich dem Studium des Schmerzes verschrieben hat, (Association for the Study of Pain, IASP) ist Schmerz ein unangenehmes Sinnes-oder Gefühlserlebnis, das mit einer tatsächlichen oder potentiellen Gewebeschädigung einhergeht oder einer solchen ähnelt.

Alles so weit klar? Nun, zunächst einmal empfinden wir bei dem Gedanken an Schmerz tatsächlich etwas Unangenehmes, möglicherweise etwas sehr Unangenehmes. Dabei hat sich die Natur durchaus dabei etwas gedacht, als sie den Schmerz erfand. Wenn uns zum Beispiel ein Ziegelstein auf den Kopf fällt, löst das einen heftigen Schmerz aus, falls wir nicht bewusstlos werden oder noch schlimmeres passiert. Der Schmerz soll uns warnen, dass Ziegelsteine auf dem Kopf gefährlich sind, ja uns sogar töten könnten. Nächstes Mal werden wir sicher nach oben schauen, wenn wir unter einem Dachvorsprung vorbei gehen. Der Schmerz hat also eine durchaus nützliche Funktion, die lebensverlängernd wirken kann. Nämlich eine Warnfunktion. Wir sprechen von akutem Schmerz. Dabei soll es aber in diesem Buch nicht gehen. Es geht hier um den chronischen Schmerz. Davon sprechen wir, wenn Schmerzen länger als drei Monate dauern. Bei den meisten Patienten mit chronischen Schmerzen besteht der Schmerz aber viel länger. Er hat eindeutig seine Warnfunktion verloren und ist nun selbst zu einem gravierenden Problem geworden. Betroffene sind in ihrer Lebensqualität massiv eingeschränkt, können oft ihren erlernten Beruf nicht mehr ausüben, sind manchmal sogar auf die Hilfe anderer Menschen dauernd angewiesen.

Wir könnten Schmerz also auch so definieren: Schmerz ist eine Wahrnehmung, die aufgrund von elektrischen Impulsen im Gehirn entsteht. Beim chronischen Schmerz ist wichtig, dass über sehr komplexe Mechanismen diese Impulse auch im Gehirn selbst entstehen können. Es ist also wichtig zu wissen: Schmerz entsteht unabhängig von der Ursache immer im Gehirn.

<u>Das biopsychosoziale Schmerzmodell</u>

Nach diesem Modell setzt sich das chronische Schmerzgeschehen aus drei Faktoren zusammen:

1.) Dem biologischen, also dem körperlichen Schmerzverursacher

Darunter versteht man die körperlichen Schmerzquellen, die Schmerzinformationen dem Gehirn zuführen. Wenn uns ein Ziegelstein auf den Kopf fällt, wenn wir uns in den Finger schneiden, wenn wir vom Pferd fallen, wenn wir beim Ski fahren stürzen und uns ein Bein brechen, uns die Finger an einer Herdplatte verbrennen, es gibt unzählige Möglichkeiten, uns zu verletzen, einen Gewebsschaden zu erfahren und Schmerz zu erleiden. In diesen Fällen kommt es zu einer Reizung von Schmerzrezeptoren im Gewebe, sogenannten Nozizeptoren. Diese setzen den Reiz in einen elektrischen Impuls um, der zunächst zum Rückenmark geleitet wird. Dort wird er auf Nervenzellen umgeschaltet, deren Fortsätze (Axone genannt) auf die gegenüber liegende Seite des Rückenmarks wechseln, wo sie dann im seitlichen Bereich des Rückenmarks (im Fachausdruck Tractus spinothalamicus lateralis genannt) zum Thalamus laufen. Nach Bearbeitung der Informationen gibt der Thalamus diese Informationen an das Grosshirn, genauer gesagt, an die somatosensorische Grosshirnrinde weiter. Dort wird der Schmerz bewusst, das heisst, die einlaufenden Impulse werden bewusst als Schmerz wahrgenommen. Der Thalamus liegt in der Tiefe des Gehirns. Er bearbeitet so gut wie alle Informationen, die von der Aussenwelt in den Körper eindringen und alle Informationen, die vom Körper selbst kommen und leitet sie dann zur Grosshirnrinde weiter. Er „informiert" aber nicht nur die Grosshirnrinde über die einlaufenden Schmerzimpulse, sondern leitet sie auch an Strukturen des sogenannten limbischen Systems weiter.

2.) Der psychische, also der emotionale Faktor

Beim chronischen Schmerz spielt dieser Faktor in der Regel die überwiegende Rolle. Der Schmerz entsteht also – unabhängig von seinem Auslöser – im Gehirn. Das limbische System ist der Sitz unserer Psyche. Wir werden gleich noch weiter auf dieses, für das Verständnis des Schmerzes, sehr wichtige System eingehen. Den Grossteil der vom Thalamus in das limbische System laufenden Informationen bekommt der vordere cinguläre Cortex (ACC, siehe weiter unten) ab. Dort und in weiteren Gebieten des limbischen System wird entschieden, wie stark wir den Schmerz empfinden und welche emotionalen Reaktionen der Schmerz auslöst. Die Grosshirnrinde ist der Sitz des Bewusstseins. Wie Bewusstsein zustande kommt, ist nach wie vor ein grosses Mysterium. Auf jeden Fall wissen wir aber, dass es ohne Grosshirnrinde kein Bewusstsein gibt. Erst dort wird also der von der Peripherie ausgegangene Reiz bewusst gemacht und der Mensch nimmt SCHMERZ wahr. Auch Schmerzen, die von den Organen kommen (man denke beispielsweise an den Schmerz bei akuter Blinddarmentzündung oder bei Gallenkoliken) sind ursprünglich elektrische Impulse, die, wenn auch auf etwas anderen Wegen, als der Schmerz von der Körperperipherie, dem Gehirn zugeleitet werden und dort die Wahrnehmung Schmerz auslösen.

Wollen wir also Schmerz verstehen und behandeln, müssen wir uns zunächst ein wenig mit dem Gehirn beschäftigen. Eine vollständige Abhandlung über die Dinge, die wir zur Zeit wissen, würde mehrere ganz dicke Bücher füllen. Und die Betonung liegt auf WAS WIR ZUR ZEIT wissen. Die moderne Hirnforschung, die uns die Möglichkeit gibt, die Funktionsweisen des Gehirns besser zu verstehen, ist nämlich erst 15 bis 20 Jahre alt. Durch die Einführung hochmoderner Technologien wie Funktions MRT (funktionelle Kernspintomographie), PET (Positronenemissionstomographie) und andere Technologien wurden erhebliche Fortschritte in der Kenntnis der Hirnfunktionen erzielt.

<u>**Aufbau des Gehirns im Ueberblick**</u>

Das Gehirn bildet zusammen mit dem Rückenmark das sogenannte Zentralnervensystem.

Das Endhirn (im Fachausdruck Telencephalon), auch Grosshirn genannt, bildet die Hirnoberfläche. Denkt man sich einen offenen Kopf, so sieht man nur das Grosshirn. Es besteht aus 4 Lappen, dem Vorderlappen (Frontallappen), Scheitellappen (Parietallappen), Hinterlappen (Occipitallappen) und Schläfenlappen (Temporallappen). Die Oberfläche des Gehirns ist durch Windungen (Gyri) gekennzeichnet, die durch Furchen (Sulci) voneinander getrennt sind. Es besteht aus zwei Hemisphären, einer linken und einer rechten, die durch den Balken miteinander verbunden sind. Die Oberfläche des Gehirns bildet, wie erwähnt die Hirnrinde. Darunter befindet sich das Marklager und einige Ansammlungen von Nervenzellkörpern (Nucleus caudatus, Putamen und Globus pallidus), die vom Marklager umhüllt sind und einen Teil der grauen Substanz des Grosshirns bilden. Die Hirnrinde ist nur einige Millimeter dick und wird gemeinhin als der Sitz des Bewusstseins betrachtet. Wir sind allerdings noch sehr weit davon entfernt, zu verstehen, wie Bewusstsein tatsächlich entsteht. Fest steht allerdings, dass Bewusstsein an eine funktionierende Grosshirnrinde gebunden ist. Die Hirnrinde besteht aus Nervenzellkörpern samt ihren Fortsätzen (Dendriten) und bildet einen weiteren Teil der grauen Substanz des Grosshirns. Das zentrale Marklager wird von langen Fortsätzen gebildet, die von den Nervenzellköpern der Grosshirnrinde ihren Ausgang nehmen. Über diese Fortsätze werden Informationen in Form von weiter geleiteten elektrischen Impulsen (sogenannten Aktionspotentialen) an den Körper weiter geleitet (zentrifugale Leitung). Gleichzeitig gelangen Informationen, ebenfalls in Form von elektrischen Impulsen ,vom Körper in die Hirnrinde und werden dort bewusst. Dazu gehören eben auch schmerzleitende Impulse. Man muss wissen, dass nur eine sehr geringe Zahl von elektrischen Impulsen tatsächlich zur Grosshirnrinde gelangt und dort bewusst wird. Der

Grossteil der Impulse wird nämlich im Thalamus (den man deswegen auch das Tor zum Bewusstsein nennt) und anderen in der Tiefe des Gehirns gelegene Zentren abgefangen. Sie laufen UNBEWUSST ab. Würden alle Impulse von der Peripherie zur Grosshirnrinde gelangen, wäre dies von dieser nicht einmal annähernd zu bewältigen. Es bräche ein gewaltiges Chaos aus, die Regulierung aller automatisch ablaufenden Körperfunktionen bräche zusammen. Der sofortige Tod wäre die unvermeidliche Folge. Somit läuft der allergrösste Teil der Lebensvorgänge und somit auch derjenige Teil, der unsere Persönlichkeit ausmacht, unbewusst ab. Im Falle von Schmerzimpulsen findet eine Modifizierung und teilweise Elimination der Impulse bereits auf Rückenmarksebene statt.

Dem Endhirn schliesst sich in der Tiefe das Zwischenhirn (Diencephalon) an. Die wichtigsten Strukturen des Zwischenhirns sind der Thalamus und der Hypothalamus. Der Thalamus ist - wie bereits erwähnt – überaus wichtig für die Sinneswahrnehmung. Der Hypothalamus ist die oberste Instanz für das Hormonsystem. Darüber hinaus ist er auch oberster Regler für den Schlaf, die Körpertemperatur und andere wichtige Körperfunktionen.

Als nächstes kommt das Mittelhirn (Mesencephalon). Das Mittelhirn liegt, wie der Name schon sagt, in der Mitte des Gehirns und beinhaltet einige kleine Ansammlungen von Nervenzellkernen, die eine Rolle in der Steuerung von Augenbewegungen und der Körpermotorik spielen. Eine davon ist die Substantia nigra. Sie hat eine medizinische Bedeutung für die Entstehung der Parkinsonerkrankung. Die Substantia nigra ist nämlich der wichtigste Produzent von Dopamin. Dieses hat nebst psychischen Wirkungen eine Wirkung auf die Koordination und den Spannungszustand der Muskulatur. Kommt es aus nicht ausreichend bekannten Gründen zu einer Schrumpfung von Zellen der Substantia nigra, wird dort kein Dopamin mehr produziert. Dies führt zur Parkinsonerkrankung, die eine Vielzahl von Symptomen aufweist. Die hervorstechendste davon ist eine konstante Versteifung der Muskulatur (Rigor). Das Mittelhirn ist der oberste Anteil des Hirnstamms.

Dem Mittelhirn folgt schliesslich das Rautenhirn (Rhombencephalon). Es besteht aus der Brücke (Pons), dem verlängerten Mark (Medulla oblongata) und dem Kleinhirn (Cerebellum). Es bildet den unteren Teil des Hirnstamms. Medulla oblongata und Pons bestehen hauptsächlich aus Nervenfasern, die vom Gehirn in das Rückenmark absteigen und solche, die vom Rückenmark zum Gehirn aufsteigen. In diese weissen Fasern eingestreut sind zahlreiche kleine und grössere Inseln von Nervenzellen, die in ihrer Gesamtheit das retikuäre Netzwerk (Formatio reticularis) bilden. Dieses Netzwerk erstreckt sich vom unteren Hirnstamm bis zum Zwischenhirn. Es ist unter anderem, gemeinsam mit dem Kleinhirn für die Koordination und die Spannung der Muskulatur und so für den reibungslosen Ablauf von Bewegungen zuständig. Darüber hinaus ist sie auch in vegetative Funktionen, vor allem Kreislauf und Atmung, in die Modulation von Emotionen und anderes mehr involviert. Das Kleinhirn ist darüber hinaus noch, gemeinsam mit Nerven im Innenohr, für das Gleichgewicht zuständig. Im Rautenhirn liegen auch die Nervenzellkörper der Hirnnerven V bis XII, deren Axone nach Verlassen des Gehirns ihren Bestimmungsorten zustreben. Die Nervenzellkörper der Hirnnerven I – IV liegen in darüber liegenden Arealen. Das verlängerte Mark geht im grossen Hinterhauptloch (Foramen magnum) nahtlos in das Rückenmark über.

<u>Innenstruktur des Gehirns</u>

Die Feinstruktur des Gehirns besteht aus Nervenzellen, die von Gliazellen umgeben sind. Diese haben die Aufgabe, das Nervenzellgewebe zu stützen und mit Sauerstoff und Nährstoffen zu versorgen. Sie sind gewissermassen die Bindegewebszellen des Gehirns.

Eine Nervenzelle besteht aus dem Nervenzellkörper, von dem viele kleine, kurze Fortsätze, Dendriten genannt, weggehen. Über diese Dendriten nimmt sie elektrische Impulse, das heisst Informationen, von anderen Nervenzellen auf. Man muss sich das so vorstellen, dass jeden Augenblick über die Dendriten eine Vielzahl von Informationen im Nervenzellkörper einlangt, die allesamt verarbeitet werden müssen. Über einen langen Fortsatz (Axon), der im sogenannten Axonhügel den Nervenzellkörper verlässt, tritt die Nervenzelle mit weiter entfernten Gehirnstrukturen und mit Strukturen des Rückenmarks in Kontakt. Über die Axone werden die Informationen an andere Nervenzellen weiter gegeben. Die Axone teilen sich an ihrem Ende in viele Teile auf, sodass wiederum viele Nervenzellen diese Information erhalten. Der Kontakt mit anderen Nervenzellen findet über Synapsen statt. Das Ende der Fortsätze der impulsgebenden Zellen wird Präsynapse genannt, die Stelle des Dendriten oder Nervenzellkörpers, der den Impuls in Empfang nimmt, heisst Postsynapse. Einige wenige impulsgebende Fortsätze gehen direkt in die empfangende Nervenzelle über. Man nennt sie elektrische Synapsen. Die weitaus überwiegende Zahl der synaptischen Verbindungen zwischen zwei Nervenzellen sind aber chemische Synapsen. Bei diesen Synapsen befindet sich zwischen der Präsynapse und der Postsynapse ein winziger Spalt, der synaptische Spalt. Von der Präsynapse werden durch den einlaufenden Impuls Botenstoffe, sogenannte Neurotransmitter, freigesetzt. Diese docken an Rezeptoren in der Postsynapse an und übertragen so die Information auf die empfangende Nervenzelle.

Wie funktioniert das Gehirn?

Um zu verstehen, wie das Gehirn funktioniert muss man sich vor Augen halten, dass wir über 84 – 86 Milliarden Nervenzellen verfügen. Jede einzelne von ihnen ist über etwa 1200 Synapsen mit anderen Nervenzellen verbunden. Das bedeutet, wir haben es hier mit einer unfassbar grossen Menge an Informationen zu tun, die in einem gigantischen Netzwerk von Billiarden Verbindungen ständig verarbeitet werden. Der weitaus grösste Teil dieses Netzwerks befindet sich unterhalb der Hirnrinde, ist also dem Bewusstsein nicht zugänglich. Jeder Computer, einschliesslich KI, den es zur Zeit und wohl auch in nächster Zukunft, auf der Welt geben wird, verhält sich im Vergleich zu diesem Netzwerk wie ein Propellerflugzeug mit zwei Sitzen zu einer Interkontinentalrakete. Das heisst ferner, alle die oben genannten Strukturen des Gehirns sind für sich allein genommen, nur eine Art Knotenpunkte für bestimmte Funktionen. Ihre Wirkung können sie nur im Rahmen dieses gigantischen Netzwerkes entfalten. Im Verständnis dieser Zusammenhänge stehen wir erst am Anfang. Man kann sich das etwa so vorstellen: Man betritt eine riesige Halle einer Diskothek, in der laute Technomusik spielt und unzählige Tänzer bewegen sich in den verschiedensten Bewegungen auf der Tanzfläche. Und über dem Ganzen sendet ein Stroboskop in furchtbar schneller Abfolge ständig wechselnde Lichtblitze, sodass alle Tänzer in ständig wechselndem Licht mit der Partnerin und mit anderen Tänzern verbunden erscheinen. Betrachtet man das Bild von aussen, so ist dieses Bild ziemlich chaotisch. Verläuft in der Disko aber alles nach Plan, niemand randaliert, der Koksgebrauch hält sich in Grenzen, alle oder zumindest die meisten sind mit der Musik, die der Diskjockey aufgelegt hat, zufrieden, das Stroboskop funktioniert einwandfrei, dann haben wir es mit einer normal funktionierenden, gesunden, Disko zu tun. Wenn das neuronale Netzwerk des Gehirns funktioniert, dann haben wir es mit einem gesunden Menschen zu tun. Funktioniert ein Teil des neuronalen Netzwerkes aus welchen Gründen auch immer, nicht, dann ist der Mensch krank und empfindet Schmerzen. Wenn das Netzwerk nicht mehr richtig funktioniert, spricht man von dysfunktionalem Netzwerk oder Schmerzmatrix (JENSEN 2015). Das ist natürlich grob vereinfacht. Vor allem bei körperlichen Erkrankungen sind andere Faktoren vordergründig ursächlich. Bei psychischen Erkrankungen und auch bei der Entstehung von chronischen Schmerzen sind sogenannte dysfunktionale Netzwerke im Gehirn der wichtigste Krankheitsfaktor.

<u>Wo entsteht Psyche?</u>

Das limbische System wird von Neurobiologen als „Sitz" des Psychischen einschliesslich der unbewussten und bewussten Gefühle (Emotionen), Motive und Ziele angesehen (ROTH 2022). Neuroanamtomisch versteht man darunter Nervenzellansammlungen, die sich vom Hirnstamm bis zum Grosshirn erstrecken.

Nach Roth setzt sich das limbische System aus drei Ebenen zusammen.

1.) Untere limbische Ebene

Der wichtigste Player der unteren limbischen Ebene ist der Hypothalamus, das zentrale Höhlengrau und vegetative Zentren des Hirnstamms. Bei der Entwicklung der unteren Ebene des limbischen System spielen die Gene eine wichtige Rolle. In diesen Gebieten entstehen nämlich angeborene Reaktionen, die Roth das Temperament nennt. Also die Ausprägung aggressiven Verhaltens, die Intensität sexuellen Erlebens und Verhaltens, automatische Fluchtreflexe. Der Hypothalamus ist aber auch der oberste Regulator des Hormonhaushaltes, des Schlaf-Wachrhythmus, der Atmung, von Herz-Kreislauftätigkeit und des Immunsystems. Zusammen mit vegetativen Kerngebieten des Hirnstamms ist der Hypothalamus daher das Überlebenszentrum des Gehirns.

Eine wichtige Formation der unteren limbischen Ebene ist, vor allem für das Verständnis der Schmerzphysiologie, auch das zentrale Höhlengrau. Das sind Nervenzellansammlungen im Mittelhirn, die den sogenannten Aquäductus cerebri umhüllen. Dieser Aquädukt (zu deutsch Wasserleitung) ist ein dünner Kanal, der das Mittelhirn durchläuft und das Hirnwasser (Liquor) von der dritten Hirnkammer in die vierte Hirnkammer ableitet. Von diesem zentralen Höhlengrau gehen Nervenfortsätze (Axone) aus, die in das Rückenmark absteigen und dort schmerzleitende Nervenzellen hemmen. Eine Stimulation des zentralen Höhlengraus hat also eine schmerzhemmende Wirkung. Die Aktivität des zentralen Höhlengraus kann mittels Akupunktur gesteigert werden. Dies ist ein Teil der schmerzmindernden Aktivität von Akupunktur. Darüber hinaus geht vom zentralen Höhlengrau reflektorisches (also von der Evolution her betrachtet) Angriffs- und Verteidigungsverhalten aus. Auch bei Angstreaktionen spielt das zentrale Höhlengrau, neben der hauptsächlich dafür zuständigen Amygdala (darauf kommen wir noch zu sprechen), eine wichtige Rolle.

Die untere limbische Ebene gilt nach Roth als therapeutisch unbeeinflussbar. Hypnose und Akupunktur können jedoch auch hier Erfolge erzielen.

2.) Mittlere limbische Ebene

Der Hauptakteur der mittleren limbischen Ebene ist die Amygdala (Mandelkern, im Fachausdruck auch Nucleus amygdalae genannt). Die Amydala ist eine Nervenzellansammlung, die tief im vorderen Anteil des Schläfenlappens liegt und das vordere Ende des Hippocampus bedeckt. Die Amygdala wird in allererster Linie mit Angst in Verbindung gebracht. Der Hippocampus ist – selbstverständlich eingebettet in das Gesamtnetzwerk des Gehirns- für das Langzeitgedächtnis zuständig. Beide sind im Zusammenhang mit chronischem Schmerz und Hypnose von eminenter Bedeutung.

Gesamthaft ist diese Ebene für die unbewusste emotionale Konditionierung elementarer Funktionen wie Neugierde, Furcht, Angst, Hoffnung, Enttäuschung im gesamten neuronalen Netzwerk zuständig.

3.) Obere limbische Ebene

Sie liegt im Grosshirn und besteht aus der prä- und orbitofrontalen Grosshirnrinde, der cingulären Hirnrinde und der Insel. Als prä-und orbitofrontale Grosshirnrinde bezeichnet man den hinteren Teil des Stirnlappens und denjenigen Teil des Stirnlappens, der dem Dach der Augenhöhle aufliegt. Die cinguläre Hirnrinde umschliesst ringförmig den Balken, also die Nervenzellfortsätze, die in der Mitte beide Gehirnhälften miteinander verbinden. Dabei ist für das Schmerzgeschehen der vordere Anteil (ACC, das heiss im Fachausdruck anteriorer cingulärer cortex) von besonderer Bedeutung. Die Inselregion ist von aussen nicht sichtbar. Sie liegt tief in den Schläfenlappen eingebettet.

Gesamthaft gesehen beeinflusst das limbische System massiv das Grosshirn, also das Bewusstsein. Das Netzwerk der oberen limbischen Ebene entwickelt sich in der späten Kindheit und Jugend. Sie ist nach ROTH zusammen mit den unteren Ebenen verantwortlich für grundlegende Persönlichkeitsmerkmale wie Zielstrebigkeit, Machtstreben, Dominanz, Empathie und Kommunikationsbereitschaft. Diese Ebene ist sowohl durch Hypnose als auch durch Akupunktur gut beeinflussbar. Vor allem der zur Mitte hin gerichtete Teil der orbitofrontalen Grosshirnrinde und der ACC ist wegen der dichten Verbindungsstrassen zu den unteren Ebenen des limbischen Systems für das Erleben von Schmerz und Hypnose wichtig. Wer noch mehr darüber wissen will, wie unser Gehirn funktioniert, dem empfehle ich die Lektüre des Buches Wie das Gehirn die Seele macht von Gerhard ROTH und Nicole STRÜBER, Klett Cotta Verlag, 2022.

4.) Der soziale Faktor

Dieser ist ebenfalls beim chronischen Schmerz in vielen Fällen sehr wichtig. Ein schwieriges soziales Umfeld wirkt schmerzverstärkend. Häusliche Gewalt, Mobbing am Arbeitsplatz, Diskriminierung können sogar bei der Entstehung und Aufrechterhaltung des chronischen Schmerzes eine Hauptrolle spielen.

<u>Wie entsteht chronischer Schmerz?</u>

Wie bereits dargestellt, entsteht die Wahrnehmung von Schmerz nicht an einem bestimmten Ort des Gehirns, sondern im Rahmen eines Netzwerks von Nervenzellen. Man nennt dieses Netzwerk auch Schmerzmatrix. In dieses Netzwerk sind – wie Bahnhöfe in einem Schienensystem – verschiedene Hirnstrukturen eingewoben, die besonders aktiv sind. Diese sind:

Thalamus

Im Thalamus, als dem Tor zum Bewusstsein laufen schmerzvermittelnde Impulse ein, ehe sie an die weiteren „Bahnhöfe" der Schmerzmatrix weiter geleitet werden.

Somatosensorischer Cortex

Darunter versteht man ein Hirnareal im Scheitellappen, in dem die Schmerzstärke und der Ort von Schmerzauslösern wahrgenommen wird.

Anteriorer cingulärer Cortex (ACC)

Der ACC ist, wie oben beschrieben, Teil der oberen limbischen Ebene und beeinflusst die affektive Komponente des Schmerzes, also wie stark wir unter dem Schmerz leiden.

Inselregion

In dieser Region wird wie im somatosensorischen Cortex, das Ausmass der Schmerzempfindung mitbestimmt.

Präfrontaler Cortex (PFC)

Im PFC wird entschieden, wie wir uns angesichts des Schmerzes verhalten sollten. Er ist somit für die Entwicklung von Schmerzbewältigungsstrategien wichtig.

Amygdala

Ist Teil der mittleren limbischen Ebene. Nach Einlaufen der schmerzvermittelnden Impulse im somatosensorischen Cortex bekommt auch die Amygdala ein grobes Abbild über den eingegangenen Reiz (ROTH 2022). Dabei kann der Schmerz auch mit der emotionalen Komponente Angst eingefärbt werden. Die Impulse werden dann von der Amygdala an tiefer gelegene Zentren im Hirnstamm weiter geleitet, wo vegetative und motorische Reaktionen wie Schweissausbrüche, hoher Blutdruck, „die Haare stehen zu

Berge" (durch Aktivierung von Muskelzellen, die die Körperhaare aufrichten) ausgelöst werden.

Periaquäduktales Höhlengrau (PAG)

Bewirkt durch absteigende Axone eine Hemmung von schmerzverarbeitenden Rückenmarksstrukturen. Es bewirkt also eine Verminderung der Schmerzempfindung. Nach JENSEN kann man mit entsprechend abgestimmten Suggestionen in Hypnose die einzelnen Stationen gezielt anpeilen und so je nach Suggestion Schmerzstärke, Schmerzbewältigung oder die mit Schmerzen verbundenen Wahrnehmungen („ich halte es nicht mehr aus", „es ist alles zu viel", sogenannte Katastrophisierung) gezielt ansprechen (JENSEN 2015). Bei gleichzeitiger Akupunktur kann man aber mit Erfolg die Wirkung der Akupunktur, nämlich die Weiterleitung von Informationen über die körpereigenen Energiekanäle suggerieren und so alle Komponenten des Schmerzes sehr gut beeinflussen. So ergänzen sich Hypnose und Akupunktur und verstärken gegenseitig ihre Wirkung.

<u>Schmerzmechanismen im Körper</u>

Nociceptorschmerz

Es gibt im ganzen Körper Schmerzfühler, die im Fachausdruck Nociceptoren genannt werden. Für eine Erregung von Nociceptoren bedarf es eines ziemlich starken Reizes, der in der Lage ist, zu einer Schädigung des Körpers zu führen Die meisten Nociceptoren finden sich in der Haut, in den Faszien, den Gelenken und in den Muskeln. Wir alle erfahren von der Existenz von Muskelnociceptoren, wenn wir unter einem „Muskelkater" leiden. Durch wiederholte Muskelkontraktion werden die Nociceptoren, vor allem bei gleichzeitigem Sauerstoffmangel gereizt. Trifft ein Schmerzreiz auf einen solchen Nociceptor, wird dieser durch Depolarisation seiner Zellmembran erregt. Die Erregung pflanzt sich dann über dünne Nervenfasern fort und wird zum Rückenmark geleitet. Von dort gelangt er dann zum Gehirn, wo er in den oben beschriebenen Hirnstrukturen verarbeitet wird, also ein neuronales Netzwerk im Gehirn aktiviert. Dabei geht es nicht nur um die Wahrnehmung des Schmerzreizes allein, sondern auch um die Einbindung von emotionalen und vegetativen Reaktionen. Wenn wir mit dem Hammer einen Schlag auf einen Finger abbekommen, sagen wir nicht einfach ohh, jetzt habe ich aber einen Schmerz. Vielmehr empfinden wir diese Wahrnehmung als „schmerzhaft", also als milde ausgedrückt, unangenehm (emotionale Reaktion), der Puls wird schneller, vielleicht kommen wir dabei auch ins Schwitzen (vegetative Reaktion). Diese akute Reaktion ist, wie bereits erwähnt, von der Natur wohl durchdacht und sinnvoll. Wir werden dadurch veranlasst, nächstes Mal besser aufzupassen, wenn wir mit dem Hammer arbeiten. Werden Nociceptoren aber, aus welchen Gründen auch immer, über einen gewissen Zeitraum hinaus immer wieder gereizt, dann genügen immer geringere Reize, um die Nociceptoren zu aktivieren. Dies ist beispeilsweise bei chronischen Entzündungen der Fall. Wir sprechen von Sensibilisierung. Das neuronale Netzwerk steht dann unter Dauerfeuer. Aus einer funktional sinnvollen Aktivierung (funktionales Netzwerk) entsteht ein dysfunktionales Netzwerk. Bei langer Dauer kommt es sogar zu einem strukturellen Umbau des Gehirns. Bei Entzündungen werden die Nociceptoren durch chemische Substanzen, die beim Entzündungsvorgang frei gesetzt werden, aktiviert. Schliesslich genügen schon ganz schwache Reize, die normalerweise gar keinen Schmerzreiz auslösen könnten, um das dysfunktionale Netzwerk zu aktivieren und ganz zum Schluss ist das Netzwerk auch ohne eintreffende Reize aktiv. Die ursprüngliche Schutzfunktion ist sinnlos geworden. Der Schmerz hat sich verselbständigt, er ist chronifiziert.

Häufige von Nociceptoren ausgelöste chronifizierte Schmerzen sind Gelenksschmerzen bei rheumatoider Arthritis und Migräne. Bei letzterem liegen die Nociceptoren jn den Blutgefässen der Hirnhäute.

Neuropathische Schmerzen

Neuropathische Schmerzen kommen nicht durch Erregung von Nociceptoren zustande, sondern durch eine Schädigung des Nervengewebes selbst. Die dadurch entstehenden Schmerzen haben oft einen brennenden Charakter und können schon durch geringste Berührungen ausgelöst werden. Neuropathische Schmerzen finden sich unter anderem bei Diabetes mellitus. Ein zu hoher Blutzuckerspiegel schädigt nämlich die Nerven. Betroffen sind vor allem die langen Nerven, die zu den Beinen ziehen. Die Patientinnen leiden unter schmerzhaften Gefühlsstörungen, die sockenförmig an den Füssen auftreten, können sich aber auch in fortgeschrittenem Stadium auf das gesamte Bein und in den Rumpf ausbreiten. Weitere neuropathische Schmerzen: bei Gürtelrose (Herpes zoster), Phantomschmerzen, Druck auf Nerven (am häufigsten ist das Karpaltunnelsyndrom), Schmerzen bei Bandscheibenvorfällen, Trigeminusneuralgie. Charakteristisch für Nervenschmerzen ist ausser dem brennenden Schmerzcharakter ein plötzlich einschiessender Schmerz.

Mischschmerzen

Diese kommen durch Kombination beider Faktoren zustande. Rückenschmerzen sind der häufigste Mischschmerz. Die Schmerzen kommen einerseits durch Reizung der Nociceptoren in der Rückenmuskulatur, in den Faszien und in den Wirbelgelenken zustande. Andererseits bewirkt die verkrampfte Muskulatur auch einen Dauerdruck auf die Nerven, die durch die Muskulatur und die Faszien zur Haut ziehen.

Begleitphänomene bei chronischen Schmerzen

Wie schon mehrfach erwähnt, spielt beim chronischen Schmerz nicht nur die Schmerzwahrnehmung selbst eine Rolle, sondern vor allem die mit der Schmerzwahrnehmung einhergehenden Denkmuster und die emotionalen und sozialen Komponenten.

Katastrophisierung

Es ist nur allzu verständlich, dass jemand, der unter ständigen Schmerzen leidet, sich Sorgen macht, dass dieser Schmerz einfach nie aufhören wird. Die Gedanken kreisen ständig um den Schmerz." Hört das denn nie mehr auf", „wie soll ich das nur weiter aushalten".

Wut

„Warum muss das ausgerechnet mir passieren? Ich will endlich wieder frei und ungezwungen leben können". „Jetzt war ich schon bei so vielen Ärzten. Kann mir denn nicht endlich einmal einer sagen, woher diese Schmerzen kommen? Aber offensichtlich hat keiner eine Ahnung". „Keiner nimmt Rücksicht auf mich, es interessiert niemanden, wie es mir geht.

Gestörter Schlaf, Depression, Vereinsamung

Nicht einschlafen können wegen der Schmerzen und wegen des Grübelns, häufiges Aufwachen in der Nacht, sich hin und her wälzen mit den Schmerzen, nicht wieder einschlafen können, sind häufige Probleme von Patienten mit chronischen Schmerzen. Hat man anfangs noch Verständnis und bemitleidet die Patienten, ziehen sich viele Freunde, Verwandte und Bekannte allmählich von den Patientinnen zurück. Das führt häufig zu Vereinsamung, Depression, Trauer, Minderwertigkeitsgefühle, „ich bin nichts mehr wert, am besten wäre es, ich könnte einfach sterben, dann hätte ich endlich meine Ruhe und würde niemandem mehr zur Last fallen."

Schmerzen im Alter

Schmerzen bei älteren Patienten wird häufig nicht genug Beachtung geschenkt, weil man von der Vorstellung ausgeht, Schmerzen seien eben eine unabwendbare Folge des Alterungsprozesses. Dabei ist es gerade so, dass mit dem Alter einhergehende Depressionen, Grübeln über seinen Schmerz, Hoffnungslosigkeit eine schmerzverstärkende Wirkung haben. Gerade diese

Schmerzfolgen können mit Hypnoakupunktur sehr gut angegangen werden. Auch mit der manuellen Medizin können wir hier sehr viel erreichen, zumal die meisten Patienten diese Therapie als sehr angenehm empfinden. Mein manualmedizinischer Lehrer Tilscher pflegte zu sagen „Menschen wollen be.griffen werden": Dies trifft für alle Menschen zu, ganz besonders aber für Menschen im höheren Lebensalter.

Wer tiefer in das Thema Psychodynamik bei Schmerzen eindringen möchte, dem empfehle ich die Lektüre des Buches SCHMERZPSYCHOTHERAPIE von Birgit Kröner-Herwig und KoautorInnen, Springer Verlag 8. Auflage 2017

WAS IST HYPNOSE?

Hypnose ist, wie auch die Akupunktur, eine der ältesten Heilmethoden der Menschheit. Hypnose ist tausende von Jahren alt. Sie ist wirklich uralt.

Bereits in prähistorischer Zeit haben Schamanen Kranke durch bestimmte Rituale geheilt. Gemäss alter Schriften der Inder wurden schon vor dreitausend Jahren von Arztpriestern hypnotische Zustände hervorgerufen. Im alten Ägypten wurden seit 500 vor Christus Kranke von Priestern in einen mehrtägigen Heilschlaf in Tempeln versetzt. Dieser Tempelschlaf wurde auch in Tempeln des antiken Griechenlands vollzogen. Dabei soll es sich um einen Zustand zwischen „wachen und schlafen" gehandelt haben. Die Beschreibungen dieser Bewusstseinszustände erinnern somit stark an die Trance, die in der heutige Hypnosetherapie hervorgerufen wird. Auf eine genauere Beschreibung dieses Tempelschlafs möchte ich zugunsten der heute relevanten Fakten, die Hypnose betreffend, verzichten.

Was ist Hypnose nun aber wirklich? Also, so genau weiss das niemand. Und wie immer, wenn etwas nicht eindeutig definiert werden kann, wie etwa der Urknall vor 13 Milliarden Jahren, gibt es eine Vielzahl von Definitionen und Diskussionen. Dabei ist, nebstbei gesprochen, auch über den Urknall nicht das letzte Wort gesprochen. Es soll, wenn auch nur sehr wenige, Physiker geben, die seine Existenz bezweifeln. Das gilt eigentlich für alles, was existiert. Wer hätte beispielsweise vor dem Jahr 1915, als Einstein seine allgemeine Relativitätstheorie verfasste, gedacht, dass die Schwerkraft nichts anderes ist, als die Krümmung der Raumzeit um feste Körper herum. Oder noch schlimmer: Wer hätte vor der Entdeckung der Quantentheorie gedacht, dass die Materie eigentlich nichts Festes ist, sondern eine Welle, die sich auch einmal als Teilchen präsentieren kann? Und das Allerschlimmste für die Kernphysiker: Quantentheorie und Allgemeine Relativitätstheorie lassen sich nicht unter einen Hut bringen. So sehr sie es auch versuchen, es will einfach nicht gelingen.

Wirklich ein, fast schon Hypnotherapie forderndes, schlafraubendes Problem für die Physiker. Noch dazu, wo beide für sich genommen, so toll funktionieren. Aber das letzte Wort ist ja noch nicht gesprochen. Genauso wie über die Hypnose.

Die Hypnose befindet sich also in allerbester, hochwissenschaftlicher Gesellschaft. Sie funktioniert ausgezeichnet, obwohl man sie nicht in sicheren Begriffen festmachen kann. Wie versucht man sie also zu definieren? Für Milton Erickson ist Hypnose einfach ein Zustand intensivierter Aufmerksamkeit und Aufnahmefähigkeit. Nach Eberwein und Schütz ist Hypnose ein subjektiv erlebbarer und objektiv messbarer Zustand des Erlebens und Verhaltens, der weder Wachsein noch Schlaf ist. Nach B.M Alman ist Hypnose „ein Zustand erhöhter und fokussierter Konzentration. Gemäss Dave Elman/Gerald Kein also gemäss OMNI Hypnose Academy International ist Hypnose die Umgehung des kritischen Faktors des Bewusstseins und Etablierung von akzeptablem und selektiven Denkens und Fühlens. Wir wissen heute, dass das Unterbewusstsein durchaus seine stofflichen Strukturen im Gehirn hat, wie FunktionsMRI Untersuchungen zeigen konnten. Den kritischen Faktor hat aber noch niemand gesehen. Es wird angenommen, dass er im Bewusstsein sitzt und dort eine Art Türsteherfunktion wahrnimmt. Das soll heissen, er lässt nur Inhalte durch, die seiner Meinung nach, für das Unterbewusstsein akzeptabel sind. Wollen wir in der Hypnosetherapie im Unterbewusstsein heilbringende Veränderungen erzielen, dann müssen wir den kritischen Faktor umgehen, indem wir ihn durch die Trance ablenken. Das Bewusstsein wird, ähnlich wie die Fans bei einem Fussballspiel, auf die Zuschauerränge verbannt. Dort kann es alles beobachten, aber nicht stören während wir als Therapeuten mit dem Player im Hypnosespiel, dem Unterbewussten, ein wenig plaudern. Diese Gesprächsinhalte sind ein Angebot an das Unterbewusste, das es annehmen oder ablehnen kann. Daher ist jede Hypnose eine Selbsthypnose, der der Therapeut lediglich den Weg freimacht.

Für mich ist somit Hypnose der Zugriff auf das Unterbewusstsein im Trancezustand, um positive Veränderungen zu bewirken.

__Was ist Hypnose nicht?__

Obwohl, wie erwähnt, der Begriff Hypnose nicht eindeutig definiert wird, herrscht Einigkeit darüber, was Hypnose nicht ist.

Hypnose ist definitiv kein Schlaf. Ganz im Gegenteil, ist sogar die Aufmerksamkeit in Hypnose fokussiert, das heisst geschärft, was mit Schlaf nicht zu vereinbaren ist. EEG Ableitungen in Hypnose sind zwar nicht ident mit den EEG Kurven im Wachzustand, sie ähneln diesen aber viel mehr als dem EEG im Schlaf. Vor allem fehlen die für Schlaf typischen REM Phasen. Es konnte auch nachgewiesen werden, dass der Glucoseverbrauch des Gehirns in Hypnose grösser ist als im Wachzustand, was auf eine verstärkte Hirnaktivität hinweist. Was bedeutet aber fokussiere Aufmerksamkeit? Das bedeutet, dass sich alles, was sich in der Peripherie, also um die Hypnotisandin herum, abspielt, ausgeblendet wird. Die Aufmerksamkeit ist auf ein bestimmtes Thema gerichtet. Ähnliche Zustände erleben wir, wenn wir uns ganz auf eine Tätigkeit konzentrieren, die wir lieben oder die volle Aufmerksamkeit verlangt. Das kann durchaus auch im Wachzustand geschehen, z. B. bei einem Dirigenten, wenn er eine Symphonie dirigiert oder bei einem Maler während er ein Bild malt. Auch im normalen Alltag können tranceähnliche Zustände erlebt werden. Vielen Personen, unter anderem auch dem Autor dieses Buches, ist es schon mehrfach passiert, dass sie beim Autofahren über ein bestimmtes Problem nachdenken und plötzlich bemerken, dass sie schon zu Hause angekommen sind. Ihr Unterbewusstsein, das die Gewohnheit des Autofahrens übernommen hat, hat sie sicher nach Hause gebracht.

Kann man in Hypnose denken und reden?

Ja. Vor allem während einer Regressionshypnose findet eine rege Konversation zwischen Therapeutin und Hypnotisand statt. Auch denken kann man. Man könnte in Hypnose sogar lügen.

Häufige Missverständnisse in Bezug auf Hypnose

In Hypnose kann man steckenbleiben.

Darunter versteht man die falsche Vorstellung, es könne passieren, dass man aus der Hypnose „nicht mehr aufwacht". Das ist grundsätzlich nicht möglich. Selbst wenn der Klient in tiefer Trance ist und der Hypnotiseur neben ihm einen Herzinfarkt erleiden und neben ihm sterben sollte und der Hypnotisand dies wegen der tiefen Trance nicht bemerken sollte, würde er spätestens nach ein paar Stunden, die Hypnose von sich aus auflösen.

In Hypnose kann man manipuliert werden.

Das ist ebenfalls ein Irrtum. Um im hypnotischen Zustand manipuliert zu werden, müsste man mit entsprechenden Suggestionen bearbeitet werden. Nun werden aber nur solche Suggestionen aufgenommen, die der Klient für gut befindet und auch voll akzeptiert. Alles andere wird nicht aufgenommen. Dafür sorgt der im Unterbewusstsein verortete Selbstschutzmechanismus.

In Hypnose ist man hilflos ausgeliefert.

Auch das stimmt nicht. Man kann die Hypnose auch in tiefer Trance jederzeit auflösen. Dies zeigt aber auch, dass man als Hypnosetherapeutin auf die Mithilfe des Patienten angewiesen ist. Sie funktioniert nur, wenn die Patientin die Hypnosetherapie auch wirklich zulässt, sich also ganz auf die Hypnose einlässt. Sie ist somit ein Teamwork zwischen Therapeutin und Patient. Der Therapeut liefert nur das Werkzeug, heilen muss der Patient selbst. In gewissem Sinne ist also jede Hypnose eine Art Selbsthypnose.

In Hypnose gebe ich Geheimnisse preis, die mir schaden könnten.

Da man in Hypnose denken und sogar lügen kann, wird die Patientin sicher nichts preisgeben, was ihr schaden könnte. Dafür sorgt der bereits erwähnte Selbstschutzmechanismus.

Man kann sich nach der Hypnose an nichts mehr erinnern (Amnesie)

Das kann tatsächlich vorkommen, hat aber keine benachteiligende Wirkung auf den Erfolg. Bei der Hypnose nach Erickson wird Amnesie in manchen Fällen sogar bewusst vom Hypnotherapeuten herbeigeführt. In der OMNIhypnose wird keine Amnesie hervorgerufen.

Wichtige Begriffe zum Verständnis der Hypnose

Bewusstsein

Das Bewusstsein umfasst etwa 5% der Persönlichkeit. Das Bewusstsein ist der Sitz des „bewussten" Denkens, des analytischen Denkens, des Kurzzeitgedächtnisses und der Willenskraft. Es gibt eine Anzahl von Untersuchungen, die der linken Hirnhemisphäre logisch-analytische, verbale und lineare Fähigkeiten zusprechen und in der rechten Hemisphäre räumliche, imaginative und symbolisch-assoziative Fähigkeiten verorten. In der Hypnose ist das Bewusstsein nicht völlig ausgeschaltet. Es tritt vielmehr in den Hintergrund., nimmt aber, wie bereits erwähnt, auf den Zuschauerrängen Platz. Und ausserdem ist es hauptsächlich der in der rechten Hirnhälfte lokalisierte Teil des Bewusstseins, der auf den Zuschauerrängen Platz nimmt und gelegentlich auch in das Geschehen involviert werden kann.

Unterbewusstsein und seine Bedeutung für die Hypnose

Manche Hypnoseschulen unterscheiden zwischen Unterbewusstem und Unbewusstem. Unter Unbewusstes verstehen sie die autonom ablaufenden Körperfunktionen wie Verdauung, Herzschlag, Urinproduktion in der Niere,

Immunsystem. Ich bin der Meinung, dass man diese Funktionen einfach auch so benennen sollte, nämlich autonome Körperfunktionen. Die Begründer der Wissenschaft über das Unbewusste, nämlich Sigmund Freud und der bedeutende Schweizer Psychoanalytiker Carl Gustav Jung nannten das Unbewusste auch Unbewusstes und nicht Unterbewusstsein. Das Wort Unterbewusstsein hat für mich auch einen diffamierenden Charakter, suggeriert es doch, dass es UNTER dem Bewusstsein steht, also gewissermassen vom Bewusstsein dominiert wird. Dabei ist das genaue Gegenteil der Fall. Das Unbewusste macht 95% oder mehr der gesamten Perönlichkeit aus. Wenn hier jemand dominiert, dann ist es das Unbewusste. Da sich aber bei vielen Hypnotiseuren der Begriff Unterbewusstsein eingebürgert hat, werde ich beide Begriffe synonym verwenden. Das anatomische Substrat des Unbewussten ist das limbische System, wie bereits beschrieben, und Teile des Grosshirns. Eine ganz wichtige Funktion des Unbewussten ist der Langzeitspeicher., auch Langzeitgedächtnis genannt. Manche Wissenschafter sprechen von 10 hoch 40 Daten, die im Langzeitgedächtnis abgespeichert werden können. Das ist zwar eine endliche Zahl, also eine Zahl, die man aufschreiben kann, in Wahrheit kann man aber von fast unendlich sprechen, wenn man bedenkt, dass es im gesamten Universum „nur" 10 hoch 84 Atome gibt. Es spielt also keine Rolle, ob man dem Langzeitgedächtnis nun 10 hoch 40 Einzeldaten zugesteht oder ihm unendliche Speicherkapazität zuschreibt. Auf jeden Fall können sehr sehr viel Daten gespeichert werden. Das betrifft Ereignisse, Farben, Gerüche, Körpergefühle, alle Arten von Emotionen. Diese entstehen im Unbewussten, also im limbischen System und können im Langzeitgedächtnis gespeicherten Daten „übergestülpt" werden Die meisten der gespeicherten Daten sind emotional neutral, das heisst, sie sind für den Patienten ohne Bedeutung. Dann gibt es erfreulicher Weise Ereignisse, die mit einer positiven Emotion bestückt sind. Wenn zum Beispiel die kleine Lisa oder der kleine Max von der Lehrerin, der Mutter oder dem Vater gelobt worden sind für eine tolle Leistung in der

Schule oder weil sie eine gute Tat vollbracht haben, dann wird dieses Ereignis mit der Emotion Freude verbunden, im Langzeitgedächtnis abgelegt und entfaltet dort eine positive Wirkung für ihr/sein zukünftiges Leben. Es ist daher von grosser Bedeutung, zu verstehen, wie wichtig es für einen guten Lebenslauf ist, als Kind und Jugendlicher viel gelobt zu werden. Besonders wichtig ist viel Lob im Kleinkindesalter, in dem das Langzeitgedächtnis noch nicht so viele Daten (Prägungen) gespeichert hat. Dabei kann ruhig einmal auch für etwas gelobt werden, was Erwachsene für selbstverständlich halten, zum Beispiel, dass es sich beim Spielen nicht allzu dreckig gemacht oder sich beim Essen nicht bekleckert hat. Enorm wichtig ist auch, dass die Kinder oft in den Arm genommen werden, und zwar auch einfach so und man ihnen dabei zu verstehen gibt, dass sie geliebt werden. Wenn man sie nur in den Arm nimmt und ihnen Liebe gibt, wenn sie nach Ansicht von Mutter oder Papa etwas richtig gemacht haben, bedeutet das für das Kind, nicht um seiner selbst willen geliebt zu werden, sondern nur, weil sie etwas getan haben, was Mama oder Papa gefällt. Dem Kind Aufmerksamkeit und reichlich bedingungslose Liebe zu schenken, bedeutet positiv besetzte Daten zu speichern, die später zu einem positiven Lebensgefühl und einem kaum zu erschütternden Selbstwertgefühl, dem Urvertrauen, beitragen. Ereignisse, die mit einer negativen Emotion wie Wut, Hass, Angst, übermässiger Trauer gekoppelt sind, können eine krankmachende Wirkung entfalten. Auch bei chronischen Schmerzpatienten findet man in der Regression sehr häufig in der Kindheit erfahrene Lieblosigkeit oder, noch schlimmer, Misshandlungen und Missbrauch. Mit Hilfe der Regressionshypnose können solche Ereignisse, die meist schon in früher Kindheit stattgefunden haben, aufgespürt und von ihrem negativen Emotionsballast befreit werden. Damit verlieren diese Daten ihre krank machende Wirkung. Eine weitere Fähigkeit des Unbewussten ist der Selbstschutz. Das Unbewusste ist ja Teil des Patienten, steht also voll und ganz auf seiner Seite. Sollten also vom Hypnotiseur Suggestionen kommen, mit denen die Patientin ganz und gar nicht einverstanden sein kann, würde – dank des Selbstschutzes – sie sofort die Hypnose auflösen, wie ein weiter unten angeführtes Beispiel eindrücklich zeigt.

Die Bedeutung des Unbewussten für die Hypnose

Insgesamt hat das Unterbewusstsein für die Hypnose eine überragende Bedeutung. Die Hypnose ist der einzige Weg, um direkt mit dem Unterbewusstsein in Kontakt zu kommen. Da es nämlich seine im Langzeitgedächtnis gespeicherten Inhalte auch nicht mehr hergeben möchte, ist ein besonderer Zustand der Patientin nötig, um Zugang zum Unbewussten zu erhalten. Diesen Zustand nennt man Trance oder Somnambulismus. In der Trance können wir mit dem Unbewussten ins Gespräch kommen. Wir können neue, gesund machende Programme dort installieren und krank machende Programme auflösen.

Reframing

Auflösen des bisherigen Bezugsrahmens der Patientin und Etablierung eines neuen Bezugsrahmens. Unter Bezugsrahmen versteht man die bei einer bestimmten Patientin vorhandenen Glaubensmuster, Wertvorstellungen, Denkmuster.

Z.B.: „Diese Schmerzen sind schrecklich. Ich kann so nicht weiter machen, ich kann nichts mehr unternehmen" in „ich habe die Schmerzen noch immer, aber sie sind viel weniger intensiv, ich kann damit leben, ich kann wieder Ausflüge unternehmen und Freunde einladen".

Wie funktioniert Hypnose?

Wie bereits erwähnt, funktioniert Hypnose, indem man auf das Unbewusste zugreift, um dort für die Patientin positive Veränderungen zu bewirken. Dies kann durch Suggestion und Regression geschehen.

<u>Wie ist Hypnose aufgebaut?</u>

Einleitung (Induktion)

In der Einleitung wird die Trance hergestellt, in der man dann therapeutisch wirksam arbeiten kann

Das kann „indirekt" geschehen oder direkt. Die meiner Ansicht nach beste Einleitung, mit der man fast jeden Menschen in den Zustand der Trance führen kann, sofern er das möchte und keine Angst vor der Hypnose hat, ist die Induktion nach Dave Elman, wie sie in der OMNI Hypnosis Academy International gelehrt wird. Ich selbst benutze diese Einleitung in den allermeisten Fällen, wenngleich auch oft in leicht modifizierter Form, um das Unbewusste nicht zwingen zu müssen. Ich sage zum Beispiel nicht immer, schau jetzt auf meine Hand und während du auf meine Hand schaust, werden deine Augen müde und schwer, müde und schwer, sondern, ich lade dich ein, jetzt, wenn es für dich so in Ordnung ist, auf meine Hand zu blicken und während du auf meine Hand blickst, mag es sein, dass deine Augen immer müder und schwerer werden. Ich habe noch nie erlebt, dass bei dieser modifizierten Elmaneinleitung die Patientinnen Mühe hätten, den Trancezustand zu erreichen. Der gesamte Ablauf einer modifizierten Elmaninduktion wird unter dem Titei Ablauf einer Hypnoakupunktursitzung anhand einer fiktiven Patientin mit chronischem Rheumatismus dargestellt.

Trancearbeit

Die Trancearbeit ist der Teil der Hypnose, in dem die Therapie, also der eigentliche Zweck der Hypnose geschieht. Die indirekte Form der Hypnose nach Milton Erickson benutzt auch schon in der Einleitung therapeutisch wirksame Suggestionen, sodass hier der Übergang zwischen Einleitung und Trancearbeit oft fliessend ist. Bei der direkten OMNI Methode beginnt die Trancearbeit erst nach erfolgter Einleitung.

Von Erickson stammt auch die Verwendung von sogenannten Stellvertretergeschichten. Dabei wird dem in Trance befindlichen Patienten eine Geschichte erzählt, die vordergründig nichts mit ihm selbst zu tun hat. Jemand anderer erlebt etwas oder bereinigt ein Problem auf seine Art. Sein Unbewusstes liest aber sehr wohl zwischen den Zeilen und nimmt dabei etwas auf, was auch zur Lösung seines eigenen Problems führen könnte. Berühmte Stellvertretergeschichten von Erickson beginnen mit dem Satz" Neulich traf ich meinen Freund John, der hat mir erzählt, dass… " Nun folgt eine Geschichte, bei der das Unbewusste aufmerksam zuhört und völlig ohne Zwang dasjenige aufnimmt, was es zur Lösung seines eigenen Problems wissen muss. Diese Geschichten sind als Mein Freund John Geschichten in das therapeutische Repertoire der Ericksonschüler zu Recht eingegangen. Der Trick ist genial, denn nicht einmal Erickson selbst ist diese Geschichte widerfahren, nein, es ist die Geschichte von seinem Freund John. Dadurch geschieht eine doppelte Distanzierung vom Geschehen, das das Unbewusste von der Patientin annehmen kann oder auch nicht. Hintertrieben, wie Therapeuten nun einmal sind, gehen sie zu Recht davon aus, dass das Unbewusste sich die für die Heilung relevanten Inhalte „herauspickt" und sie für Refraiming benützt. Das geschieht in tiefer Trance so gut wie immer. Ganz so wie Kinder viel besser lernen, wenn man ihnen das zu lernende spielerisch beibringt anstatt mit Hilfe von DU MUSST JETZT ABER. Unser Unbewusstes ist wie ein kleines Kind, das sich nicht gerne gängeln lässt, sondern viel lieber selbst entscheidet, was es möchte und was nicht. Man spricht hier auch vom Inneren Kind. Es gibt auch in der Literatur solche Vorgehensweisen. Ein sehr gutes Beispiel in dieser Richtung ist meiner Meinung nach der Roman DAS VERSPRECHEN von Friedrich Dürrenmatt. Zu Beginn berichtet der Autor selbst als Friedrich Dürrenmatt, er sei von der Friedrich Dahinden Gesellschaft in Chur eingeladen worden, einen Vortrag über die Kunst, Kriminalromane zu schreiben, zu halten. Bei diesem Vortrag will nicht so recht Stimmung aufkommen. Nachher geht er an die Hotelbar und trifft dort auf Dr. H., den ehemaligen Kommandanten der Kantonspolizei Zürich, der ihm anbietet, ihn am nächsten Morgen in seinem Auto zurück nach Zürich zu fahren. Dr. H. hat Dürrenmatts Vortrag besucht und zeigt sich wenig begeistert davon. Er sagt dem Autor unverblümt:" Sie tragen ziemlich ungeschickt vor." Die Stimmung im Auto war weiterhin recht schlecht, das Wetter trüb. Nach längerer Fahrt kommen sie zu einer herunter gekommenen Tankstelle mit einem ebenfalls herunter gekommenen alten Tankwart. Der Autor erzählt weiter, dass neben der Tankstelle ein Wirtshaus war, das sie betraten und von einer recht schlampig gekleideten Bardame namens Annabelle bedient wurden während der Tankwart den Tank füllte. Der Kommandant kannte den alten Tankwart offensichtlich, denn zum Abschied sagte er zum Kommandanten gewandt, anscheinend verwirrt, immer wieder:" Ich warte, ich warte, er wird kommen, er wird kommen, er wird kommen." Ab jetzt lässt Dürrenmatt, wie Erickson seinen Freund John, nur noch den Kommandanten reden. Die Geschichte, die er nun erzählt, soll bei Dürrenmatt ein Reframing bezüglich seiner Art, Kriminalromane zu schreiben, hervorrufen. Dier Kommandant beginnt seine Geschichte mit den Worten, „um ehrlich zu sein, ich habe nie viel von Kriminalromanen gehalten. Dies deshalb, weil Kriminalbuchautoren nie die Wahrheit beschreiben. In diesen Romanen wird es so dargestellt, dass die Polizei die Welt in Ordnung halten könnte und dass Verbrecher ihre gerechte Strafe erhalten würden und sich Verbrechen deswegen nicht lohnen würde. Das wäre moralisch zwar wünschenswert, entspricht aber nicht der Realität. Die Welt des Kriminalromans mag vollkommen sein, aber sie ist eine Lüge". In der nun folgenden Geschichte will er offensichtlich den bisherigen Bezugsrahmen des Autors, Verbrechen würden immer gesühnt, die Polizei verfüge über unbegrenzte Mittel, dieses Ziel auch zu erreichen, umformen und ihm die reale Welt der Verbrechenbekämpfung erklären. Die nun folgende Geschichte entspricht nicht der Erfahrung des Autors, sondern derjenigen des Kommandanten. Sie geht so: In einem

Waldstück in der Nähe eines schweizerischen Dorfs hat man die Leiche eines mit einem Messer getöteten kleinen Mädchens gefunden. Der Hauptverdächtige ist ein wenig sympathischer Händler, der mit seinen Waren, unter denen sich auch Rasiermesser befinden würden, von Dorf zu Dorf reist. Er hat die Leiche des Mädchens gefunden und es der Polizei gemeldet. Zum Verhängnis wird dem Händler, dass ihn niemand sympathisch findet und vor allem aber die Tatsache, dass er vor Jahren bereits wegen einer sexuellen Affäre mit einer minderjährigen Vierzehnjährigen verurteilt worden ist. Der Kommandant beauftragt seinen besten Mann, Kommissar Dr. Matthäi, die Ermittlungen zu beginnen, trotz seines Wissens um die in drei Tagen anstehende Versetzung von Dr. Matthäi nach Amman aufgrund eines entsprechenden Vertrages zwischen der Eidgenossenschaft und Jordanien, Jordanien beim Aufbau einer schlagkräftigen Polizeitruppe zu helfen. Matthäi freut sich und nimmt an. Er ist es auch, der den Eltern die furchtbare Wahrheit berichten muss. Er muss ihnen bei seiner Seligkeit versprechen, den Mörder zu fassen. Er verspricht dies bei seiner Seligkeit. Obwohl er aus verschiedenen Gründen nicht an die Schuld des Händlers glaubt, lässt er doch zu, dass dieser von seinen Kollegen pausenlos verhört wird. Der Händler kann diesen Verhören schliesslich nicht mehr standhalten, gesteht den Mord und erhängt sich anschliessend in seiner Zelle. Alle sind froh, den Fall gelöst zu haben, anfangs auch Matthäi. Auf der Fahrt zum Flughafen sieht er eine Schar von Kindern. Dabei kommen ihm wieder Zweifel an der Schuld des Händlers und der Gedanke, er müsse den wahren Täter finden, um noch mehr Kindern ein so grausames Schicksal zu ersparen, verhindert, dass er das Flugzeug nach Amman besteigt. Da das erhebliche diplomatische Verstörungen auslöst, ist der Kommandant alles andere als begeistert. Matthäi bittet, wieder in Dienst gestellt zu werden, was der Kommandant schon aus politischen Gründen ablehnen muss. Matthäi ist aber fest entschlossen, den Täter zu finden und zwar jetzt als Privatmann. Der Kommandant beschreibt nun wie besessen Matthäi diese Suche gestaltet. Da aus einer von der Getöteten hinterlassenen Zeichnung hervorgeht, dass der Mann aus Graubünden stammen muss, beschliesst er, als Tankwart auf der einzigen Strasse, die von Graubünden nach Zürich führt, zu arbeiten. Als Lockvogel heuert er eine Frau mit ihrer kleinen Tochter an. Er liegt ständig auf der Lauer, schliesslich auch wieder gemeinsam mit seinen Kollegen, die ihn zwar für verrückt halten, aber dennoch die Möglichkeit, dass der Händler nicht der Täter war, nicht gänzlich ausschliessen können. Der Täter geht ihnen trotz aller Bemühungen nicht ins Netz. Ganz am Ende des Buches erzählt der Kommandant noch wie er an einem Sonntag zu einer sterbenden sehr alten Frau gerufen wurde. Diese wollte offenbar noch ihr Gewissen erleichtern. Sie erzählte ihm nämlich, dass sie in zweiter Ehe mit einem sehr viel jüngeren Mann verheiratet gewesen sei. Dieser Mann habe sich um alles gekümmert, worum sich Männer eben so zu kümmern hätten, er sei sehr brav und anständig gewesen. Er wurde also von seiner Ehefrau voll dominiert. Eines Abends sei er aber blutverschmiert nach Hause gekommen. Er habe geantwortet, eine Stimme habe ihm befohlen, ein kleines Mädchen zu töten. Da sie kein Aufsehen erregen wollte und ausserdem ihrer noch älteren Schwester, mit der sie im Clinch lag, keine Gelegenheit geben wollte, über sie zu triumphieren, habe sie nichts unternommen, ihm aber streng untersagt, so etwas noch einmal zu tun. Die Tötung des Kindes habe im Kanton St. Gallen stattgefunden. Später habe er ein Mädchen im Kanton Schwyz getötet, noch später eines im Kanton Graubünden. Da sei sie aber sehr wütend geworden und habe ihm ein für alle Mal untersagt, so etwas noch einmal zu tun. Sie habe ihm auch verboten, jemals wieder Auto zu fahren. Er habe sich aber nicht daran gehalten, sondern sei bei einem Unfall mit einem Lastwagen ums Leben gekommen. Der Kommandant fuhr nun sofort zur Tankstelle, um dies Matthäi zu berichten. Dieser aber war inzwischen geisteskrank geworden, er habe ihm gar nicht richtig zuhören können. Und nun, mein Herr, können Sie mit dieser Geschichte anfangen, was Sie wollen. Das war der letzte Satz, den der Kommandant im Roman dem Autor Dürrenmatt sagte. Für mich ein einzigartiges literarisches Dokument wie man Bezugsrahmen auch ausserhalb einer Hypnosepraxis verändern kann. Da Dürrenmatt natürlich auch den Kommandanten erfunden hat, so wie Erickson seinen Freund John, will er natürlich in Wahrheit beim Leser ein Reframing herbeiführen. Dieses besteht darin, dass dem Leser klar werden soll, dass nur er, Dürrenmatt „richtige" Kriminalromane schreibt, indem er, zum Unterschied von anderen Autoren, die „Wahrheit" beim Ablauf von Verbrechen beschreibt. Erickson machte auch oft gar keine offizielle Einleitung, sondern führte den Trancezustand zum Beispiel mit solchen Geschichten herbei.

Auflösen

Am Ende der Trancearbeit muss der Patient aus der Trance herausgeführt und wieder in den Wachzustand übergeführt werden. Man erklärt der Patientin dabei, dass der Trancezustand zwar sehr schön sei, aber man leider nicht ewig in diesem Zustand verharren könne. Dann sagt der Therapeut:" Ich zähle jetzt auf fünf (oder drei, je nach Geschmack des Therapeuten) und bei fünf bist du wieder zurück, fühlst dich wunderbar, stark, hast die volle Kontrolle über dich, deinen Körper, deinen Geist, dein ganzes Leben. 1..2..3..4..5.. Öffne jetzt deine Augen, willkommen im Hier und jetzt. Wie fühlst du dich?"

Indirekter und direkter Zugang zum Unterbewusstsein

1.) Hypnosearbeit nach Milton Erickson (Indirekter Zugang)

Beim indirekten Zugang wird „sanft" mit dem Unterbewusstsein umgegangen. Diese Art von Hypnose wurde vom amerikanischen Psychiater und Hypnosetherapeuten Milton Erickson etabliert. Erickson gilt vielen als der bedeutendste Hypnosetherapeut des 20. Jahrhunderts oder sogar aller Zeiten mit vielen Schülern in der ganzen Welt. Bei seiner indirekten Art, Hypnose zu praktizieren, werden die Probleme, weswegen die Hypnose durchgeführt wird, nicht immer direkt angesprochen. Im Zentrum der Trancearbeit steht beim indirekten Zugang die Verwendung von SUGGESTIONEN. Es finden aber auch in der Ericksonhypnose Regressionen statt. Darauf wird später nochmals detaillierter einzugehen sein.

Ein besonderes Kennzeichen der Erickson´schen Hypnose sind indirekte Techniken wie Metaphern und sogenannte Stellvertretergeschichten, die bereits während der Induktion und mehr noch in der Trancearbeit angewandt werden, wie oben bereits dargestellt. Dabei wird das Unterbewusstsein zu nichts „gezwungen“, sondern es werden ihm Möglichkeiten angeboten, seine Programmierungen neu zu gestalten, um zur Heilung zu gelangen. Sehr wichtig ist in der Ericksonhypnose der Aufbau eines Rapports, das heisst, der Aufbau von Vertrauen zwischen Patient und Therapeut. Dabei soll gewissermassen „die Chemie zwischen Therapeutin und Patient stimmen“. In der Psychiatrie und Psychotherapie spricht man von Schlüssel/Schlossverhältnis. Das heisst, Patient und Therapeut müssen zueinander passen wie der Schlüssel zum Schloss, sonst funktioniert das Ganze nicht. Für Erickson war das Eingehen auf die ganz persönlichen Ressourcen eines jeden Patienten und deren Nutzbarmachung für die Selbstheilungskräfte der wichtigste Faktor, warum Hypnose wirkt. Die Nutzbarmachung von Ressourcen des Patienten nennt man Utilisation. Die Herstellung eines guten Rapports kann schon mit der Spiegelung der Körperhaltung beginnen. Das heisst, der Therapeut nimmt dieselbe Körperhaltung ein wie der Patient. Schlägt der Patient also beispielsweise sein rechtes Bein über das linke, macht der Therapeut dasselbe. Das soll freilich nicht ruckartig, augenscheinlich, passieren, sondern beiläufig, wie ungewollt. Auch die Sprechgeschwindigkeit und die Atmung können beiläufig gespiegelt werden. Beiläufigkeit ist generell ein sehr wesentliches Element der Erickson`schen Hypnose. Der Aufbau eines guten Rapports wird im englischen Fachausdruck Pacing genannt. Dieses Pacing (in Kontakttreten mit der Persönlichkeit des Patienten) geht dann beiläufig in das Leading über. Leading bedeutet den langsamen, fast unmerklichen Übergang vom indirekten Umgang mit dem Unbewussten in direktere Formen. Je tiefer der Trancezustand ist, umso direkter können die Suggestionen werden, umso mehr geht also Pacing in Leading über. Jede Patientin kommt mit einer gewissen Symptomatik, die in ihrem ganz persönlichen Bezugsrahmen entstanden ist. Um diese Symptomatik mit Hypnose zu therapieren, muss vielfach dieser Bezugsrahmen verändert werden. Dieser Vorgang wird, wie bereits beschrieben, Refraiming genannt. Dieses Refraiming findet auch ausserhalb des hypnotischen Kontextes statt. Beispielsweise wird – meist in den Chefetagen tätigen – Firmenangestellten, die im Verdacht stehen, etwas Unrechtes getan zu haben, nicht einfach verboten, weiter zu arbeiten, sondern sie werden bis zur Klärung des Sachverhaltes „beurlaubt". Länder, die einen Angriffskrieg führen, führen nicht etwa einen perfiden Angriffskrieg, sondern sie „befreien" das angegriffene Land. Refraiming wird besonders gerne bei der Hypnotherapie von Schmerzen eingesetzt. Ich möchte hierfür ein Beispiel zitieren, das Erickson und sein Schüler Rossi in ihrem Buch Hypnotherapie vorgestellt haben: „Wenn ich bei einem Patienten Analgesie (Schmerzfreiheit, Anm. des Verfassers) hervorrufen möchte, dann erwähne ich dieses Faktum in der Regel nicht….Ich habe nichts dagegen, einige Bemerkungen zu machen, kleine Bemerkungen, die dem Patienten das Gefühl geben, dass ich ihn verstehe. Und dann stelle ich ihm häufig eine ganz einfache Frage, die ihn weit weg von seinen Beschwerden führt: Wo haben Sie den letzten Sommer verbracht? Der Patient ist oft überrascht über diese Frage nach dem letzten Sommer. Im letzten Sommer hatte er diese Schmerzen noch nicht. Wir können uns dann mit den Freuden und Vergnügungen des letzten Sommers beschäftigen. Man hebe das körperliche Wohlbefinden, die Unbeschwertheit, die Genüsse und Befriedigungen hervor und weise den Patienten darauf hin, wie schön es ist, sich an die Freuden und Vergnügungen des letzten Sommers, an das körperliche Wohlbefinden des letzten Sommers zu erinnern. Wenn der Patient etwas unruhig zu werden scheint, erinnere ich ihn daran, wie er sich beim Rudern diese Blase an der Hand zuzog. Es hat ihm ziemlich weh getan, aber zum Glück ist es wieder verheilt.

Ich habe mich nicht gescheut, Verletzungen oder Schmerzen oder Unbill zu erwähnen, aber all das ist weit von den Rückenschmerzen entfernt, von denen mir der Patient erzählte. Ich habe die schmerzhaften Blasen erwähnt, die er sich im letzten Sommer beim Rudern zuzog, und ich habe mich nicht durch seinen Ausdruck des Missbehagens erschrecken lassen. Denn in der Hypnose hat man die Aufgabe, das Denken und die Assoziationen des Patienten in therapeutische Kanäle zu leiten. Alle wissen, dass man einen körperlichen Schmerz haben kann und wenn man dann in einen spannenden Film geht und sich von der Handlung mitreissen lässt, dann vergisst man diesen Schmerz im Bein oder im Arm, diese Zahnschmerzen oder was auch immer. Wir wissen das, warum sollten wir dasselbe nicht auch mit unseren Patienten machen? Wenn man an einem Patienten eine kleine Operation vornehmen muss und man weiss, dass sie schmerzhaft sein kann, dann lenkt man die Gedanken des Patienten auf ein Thema, das weit von der schmerzhaften Situation entfernt ist." (Ende des Zitats). Auch bei der indirekten Hypnose werden Regressionen durchgeführt. Im Zentrum der Trancearbeit stehen aber Suggestionen.

2.) Hypnosearbeit nach Dave Elman (Direkter Zugang)

Die direkte Art der Hypnose ist schon sehr lange bekannt. In früheren Jahrhunderten wurde ausschliesslich die Hypnose auf direkte Art durchgeführt. Zur Vollendung hat diese Art der Hypnose der amerikanische Hypnotherapeut Dave Elman gebracht. Sein Schüler Gerald Kein hat die direkte Hypnose dann weiter entwickelt und das OMNI Hypnosis Training Center im Jahre 1979 gegründet. Dieses wurde später von dessen Schüler, dem Schweizer Hansruedi Wipf übernommen. Dieser hat das ursprüngliche OMNI Hypnosis Training Center in eine OMNI Hypnosis International Academy erweitert. Mittlerweile ist die OMNI Hypnosis Academy weltweit aktiv. Hansruedi Wipf hat es somit einerseits durch meisterhaftes hypnotisches Können, aber auch durch immensen Fleiss und beachtliches Marketing geschafft, OMNI Hypnose und damit die direkte Form der Hypnose auf der ganzen Welt zu verbreiten. Das mag auch damit zusammenhängen, dass -anders als bei den Ericksontherapeuten -Wipf und die meisten anderen OMNI Hypnosetherapeuten ursprünglich nicht aus dem medizinischen Bereich kommen, sondern aus der Wirtschaft, denen das Marketing als Voraussetzung für ihren Erfolg, schon mit der „Muttermilch" eingeflösst worden ist.

Im Zentrum der Trancearbeit in der Elmanhypnose steht die REGRESSION. Darauf wird noch näher einzugehen sein. Natürlich spielen auch in der direkten Hypnose Suggestionen eine sehr wichtige Rolle. Das Kernstück der Dave Elman Hypnose ist aber die Regression, bei der aber, vor allem in der Schlussphase der Sitzung, viele Suggestionen zum Tragen kommen.

Ein Vorteil der Hypnose nach Dave Elman besteht darin, dass der gesamte Hypnosevorgang von der Einleitung an lehrbuchmässig Schritt für Schritt in einem Flow Chart vorgeschrieben ist. Obwohl das genau einer der Kritikpunkte ist, an dem sich die Ericksonhypnotiseure stossen, erleichtert doch dieses Vorgehen das Erlernen der Dave Elmanhypnose, sodass bei gehörigem Fleiss, ohne besondere Talente im Geschichten erzählen und im Erfinden von Metaphern, Schülerinnen in der Lage sind, diese Art von Hypnose zu erlernen. Der algorhytmische, reproduzierbare Ablauf hat auch dazu geführt, dass die OMNI Hypnosis Academy als einzige Hypnoseschule weltweit ISO zertifiziert wurde. Von Ericksonadepten wird angeführt, dass dabei zu wenig auf das ganz spezielle Patientenindividuum, das Erickson immer besonders hervorgehoben hat, eingegangen wird. Das stimmt nur zum Teil. Die Notwendigkeit eines guten Rapports wird auch von den OMNI Hypnotiseuren nicht bestritten. Allerdings wird ihm nicht so viel Bedeutung beigemessen wie in der Ericksonhypnose. Als Begründung wird angeführt, dass bei der Herstellung von Rapport die Patientin alles im Wachbewusstsein erzählt, die „wahren" Ursachen ihres Problems lägen aber im Unbewussten und werden erst in der Regression im Trancezustand der Therapeutin mitgeteilt.

Suggestionshypnose

Das deutsche Wort für Suggestion heisst Eingebung. Damit ist vor allem gemeint, dass mit Worten verschiedene, heilungsfördernde Inhalte dem Unterbewusstsein offeriert werden. Es gibt aber auch nonverbale Suggestionen. Auch Berührungen können eine suggestive Wirkung haben. Mittels Suggestionen werden im Unterbewusstsein neue „positive"Programme etabliert, die eine heilende Wirkung haben.

Fraktionierung

Darunter versteht man eine ganz kurzzeitige Auflösung der Trance, um den Patienten dann gleich wieder in Trance zu versetzen. Dadurch kommt es zu einer Vertiefung der Trance. Das kurzfristige Öffnen der Augen bei der Elmaninduktion ist ein sehr gutes Beispiel für Fraktionierung. Das Herausziehen der Nadeln bei der Hypnoakupunktur ist ebenfalls eine Fraktionierung.

Regressionshypnose

Darunter versteht man ein Zurückgehen auf Erlebnisse der Patientin, die mit negativen Emotionen besetzt sind und die daher eine krankmachende Wirkung (seelisch oder körperlich) haben.

Eine Regression kann spontan, das heisst ohne Einwirkung des Therapeuten, schon bei der Einleitung der Hypnose erfolgen, oder gezielt vom Therapeuten herbei geführt werden.

Initial stimulating event (ISE)

Das ist der englische Fachausdruck für das allererste Ereignis, das mit negativer Emotion behaftet ist und auf das man bei einer Regressionshypnose stösst.

Subsequental stimulating event (SSE)

Ist der Fachausdruck für Folgeereignisse, die ebenfalls mit negativen Emotionen behaftet sind, die einer Auflösung bedürfen. Meist sind ausser dem ISE noch mehrere SSEs im Unbewussten vergraben.

Final stimulating event/FSE)

Das letzte Ereignis, das unter dem Druck von ISE und SSE`s „das Fass zum Ueberlaufen" gebracht hat und die Symptomatik unmittelbar ausgelöst hat.

Regress to cause and fix it

Das ist der englische Fachausdruck für „gehe zurück zum Ursprung (des Leidens) und **löse ihn auf".** Diese direkte Form der Regression habe ich während meiner Ausbildung zum Hypnosetherapeuten in der OMNI Hypnoseakademie gelernt. Der entscheidende Punkt dabei ist: Und löse sie auf. Das ist ein gewichtiger Unterschied zu Psychotherapien wie beispielsweise der Psychoanalyse. Wie der Name schon sagt, geht man dabei nicht nur auf das auslösende Ereignis zurück, sondern löst es auch auf. Es genügt also nicht, nur das Ereignis zu finden, sondern man muss es auch auflösen, um eine therapeutische Wirkung zu erzielen. Das Auflösen der negativen Emotion, die mit dem krankmachenden Ereignis verbunden ist, ist der therapeutisch wirksame Teil der Regressionshypnose. Das Ereignis selbst kann nicht gelöscht, sondern nur in ein emotional neutrales Ereignis umgewandelt werden. Ich erkläre das meinen Patientinnen gerne so. „Ihnen ist sicher der Name Stalin bekannt. Sie wissen, dass Stalin in den Jahren des grossen Terrors Millionen von Menschen hat umbringen lassen. Sie haben sicher schon einmal ein Bild von Stalin gesehen, Sie wissen, wie er aussieht. Wenn ich Ihnen also ein Bild von Stalin zeigen und Sie fragen würde, ob Sie die Person auf diesem Bild kennen, würden Sie sagen: Na klar kenne ich den, das ist Stalin. Und was jetzt?" Der Patient weiss, dass Stalin eine geschichtliche Person war, die viele Menschenleben auf dem Gewissen hat. Da die Patientin aber nicht persönlich betroffen war, löst das Bild von Stalin möglicherweise ein gewisses Unbehagen aus, aber keine wirklich starke Erregung. Wenn ich dieses Bild aber jemandem zeigen würde, dessen Vater von Stalin ermordet wurde und dieselbe Frage stellen würde, dann würde dieser Jemand wohl sehr unangenehm berührt werden und er würde in grosser Erregung sagen, „das ist Stalin, dieser Tyrann hat meinen Vater und unzählige andere Menschen umbringen lassen. Wieso zeigen Sie mir dieses Bild?“ Der Unterschied besteht also darin, dass Sie emotional weitgehend neutral auf dieses Bild reagieren, während Stalins Bild bei einem direkt von seinen Untaten Betroffenen eine starke Erregung auslösen würde. Die Kunst in der Regressionshypnose besteht nun darin, dieses Bild in ein emotional neutrales Bild zu verwandeln. Das hört sich schwierig an und das ist es auch. Um das zu erreichen, ist nämlich *VERGEBUNG* erforderlich. Wie soll man einem Menschen wie Stalin vergeben können? Vergebung bedeutet nicht, dass man gut heisst, was derjenige getan hat. Es heisst vielmehr, dass man die Vergangenheit loslässt und sich selbst damit aus dem psychischen Gefängnis, in dem man sich durch ein mit einer negativen Emotion besetzten Ereignis befindet, befreit. Es bedarf einer grossen Überzeugungsarbeit, beispielsweise einem Vergewaltigungsopfer in tiefer Trance klar zu machen, dass sie dem Täter vergeben muss um sich selbst aus dem Gefängnis der engen Bindung an die Vergangenheit frei zu setzen. Es heisst auf keinen Fall, nachträglich die Tat etwa gut zu heissen, es heisst lediglich, los zu lassen und sich dadurch selbst frei zu setzen. Was im Wachzustand völlig unmöglich ist, ist in Trance immer noch schwierig, aber möglich. Man muss der Patientin klar machen, dass es gar nicht um den Täter geht, sondern nur um sie selbst. Der Täter weiss gar nicht, was er angerichtet hat oder es ist ihm egal. Es geht nur darum, dass sie selbst sich von der Tat befreit und den Täter in die Wüste, in die Hölle oder sonst wohin gehen lassen kann. Sie muss aber zu dem Satz“ ich vergebe dir von ganzem Herzen und setzte **mich** damit frei“, fähig sein. Das ist natürlich oft ein Spagat zwischen widersprüchlichen Gefühlen, der aber notwendig ist, um im Unbewussten wirklich aufzuräumen mit Programmen, die der Patientin Leid verursachen. Ich selbst bin in diesem Zusammenhang auch mit dem Wort Vergebung nicht wirklich zufrieden. Es fällt mir aber kein besseres Wort ein und es wird auch in der Fachliteratur so verwendet. Die Wichtigkeit von Vergebung für die Psychohygiene hat mittlerweile auch ausserhalb der Hypnotherapie viel Beachtung erlangt, was zahlreiche Bücher beweisen, die sich mit dem Thema auseinandersetzen.. Für die interessierte Leserin möchte ich als pars pro toto auf folgende Bücher hinweisen: GERALD G. JAMPOLSKY: Verzeihen ist die grösste Heilung, erschienen im Wilhelm Heyne Verlag, München und JOHN C. TIPPING: Ich vergebe, der radikale Abschied vom Opferdasein. Erschienen bei Kamphausen media. Es ist natürlich sehr schwer für ein Vergewaltigungsopfer oder für ein Opfer von Missbrauch in der Kindheit, dem Täter zu vergeben. Was im Wachbewusstsein unmöglich erscheint, ist in Trance möglich. Erfreulicherweise sind es in den meisten Fällen im Wachbewusstsein von erwachsenen Menschen banalere Ereignisse, die sich im Unbewussten festsetzen und dort ihr Unwesen treiben. Beispielsweise kann dem kleinen Maxi, dem seine Mutter oder sein Vater ständig vorwirft, viel schlechtere Noten in der Schule zu bekommen als der Sohn des Freundes seines Vaters, später an beträchtlichen Selbstwertstörungen leiden. In diesen Fällen führt man in Hypnose ein Zwiegespräch zwischen der Patientin und der Mutter/dem Vater herbei, wobei Vater/Mutter/sonst jemand, der ihr Böses angetan hat auf einem Stuhl sitzen und die Patientin gegenüber auf einem anderen Stuhl. In diesem Gespräch können Mutter/Vater beteuern, dass es ihnen damals nicht bewusst gewesen sei, wie sehr sie ihre Tochter/ihren Sohn damit verletzt haben und es tue ihnen sehr leid, dass das geschehen ist. Da die Trancelogik nicht linear ist, sondern mehrere Zustände gleichzeitig bestehen, kann man die Patientin einmal als Patientin, dann wieder als Mutter oder Vater sprechen lassen, sie kann also problemlos in mehrere Rollen schlüpfen. Die Patientin kann dann zur Kenntnis nehmen, dass es Mutter/Vater leid tue, was sie getan haben und ihnen von ganzem Herzen vergeben und sich selbst damit freisetzen. Genauso wichtig wie anderen Menschen zu vergeben, ist es, sich selbst zu vergeben, um einen vollen Therapieerfolg zu erreichen. Der Therapeut lässt die Patientin vor einen Spiegel setzen. Die Patientin muss sich selbst vergeben, dass sie sich so lange von ihrer Vergangenheit nicht befreien konnte, dass sie das alles mit sich hat machen lassen.

Was ist, wenn kein Mensch an dem ISE schuldhaft beteiligt ist? Nun, in diesem Fall brauchen wir natürlich keine Vergebung. Hier sprechen wir nur mit dem erwachsenen, weisen, erfahrenen Patienten und bitten ihn, zu dem Kleinen zurück zu gehen, um ihm zu sagen, dass er dieses Ereignis ja letztlich unbeschadet überstanden hat und sich später zu einem tollen Menschen entwickeln wird, der im Leben viel erreichen wird etc. Der Grosse wird den Kleinen auch in den Arm nehmen und ihm jede Menge Liebe geben und überhaupt: Der Grosse wird ab jetzt tief in seinem Herzen wohnen (dabei tippt man dem Patienten auf die Herzgegend) und mit dem Kleinen zusammen ein unschlagbares Team bilden, das alle Widrigkeiten des Lebens meistern wird etc…

Ist Regressionshypnose bei chronischen Schmerzen notwendig?

Ja. Auf jeden Fall. Man könnte einwenden, bei Schmerzen ist ja die Ursache bekannt. Wozu muss man da noch im Unterbewusstsein herumstöbern? Einerseits ist bei vielen Schmerzpatienten die Ursache eben nicht bekannt. Bei diesen Patienten sind oft, sowohl für den Patienten als auch für den Therapeuten Therapieversuche, beispielsweise mit Physiotherapie, frustrierend. Die Aufdeckung von mit negativen Emotionen besetzten Ereignissen kann da wahre Wunder wirken. Ausserdem kann auch bei bekannter Ursache gemäss dem biopsychosozialen Schmerzmodell sehr wohl nach Ursachen im Unbewussten gefahndet werden, die geeignet sind, die Schmerzintensität zu erhöhen und das Gefühl, dem Schmerz ausgeliefert zu sein und dabei erhebliche

Einschränkungen erleiden zu müssen. Das Aufdecken dieser Ereignisse und die Neutralisation der begleitenden negativen Emotionen schafft in diesen Fällen zumindest eine gute Ausgangslage für eine erfolgreiche weitere Schmerztherapie. Es gibt aber Fälle, bei denen eine Regressionshypnose der entscheidende Faktor für eine signifikante Schmerzreduktion oder sogar Schmerzfreiheit ist. Man kann sich das so vorstellen. Das Unbewusste ist wie ein grosser Raum, der von einem Teenager bewohnt wird. Die meisten Leute wissen, dass es bei vielen Teenagern in der Pubertätsphase in ihren Zimmern alles andere als ordentlich ausschaut. Sie lassen gerne, zum Unwillen ihrer Eltern, ihr ganzes Zeug im Zimmer herumliegen. Etwa so mag es im Unbewussten von Schmerzpatienten und natürlich auch anderen Patienten, aussehen. Bei der analytischen Regressionshypnose betreten wir den Raum des Unbewussten und räumen da mal gründlich auf. Den Feinputz erledigen wir in Folgesitzungen mit Suggestionshypnosen, Akupunktur, manuellen Körperbehandlungen, Beratung in der Lebensführung, insbesondere das beste Schmerzmittel überhaupt, nämlich Bewegung, möglichst oft in Anspruch zu nehmen.

Bedeutung der Regressionshypnose im Zusammenhang mit der Anwendung von Akupunktur

Tief im Unbewussten angelegte Ursachen für das individuelle Schmerzgeschehen werden in der Regressionshypnose also aufgedeckt und neutralisiert. Darüber hinaus bekommen wir Therapeuten aber vom Patienten „Diagnosen" frei Haus geliefert, die für nachfolgende Akupunktursitzungen mit oder ohne manuelle Medizin, mit oder ohne gleichzeitiger Suggestionshypnose, von grossem Wert sind .Kommen wir beispielsweise in der Regression zu einem Ereignis, indem das 2 jährige Kind von der Mutter in einen Raum eingesperrt wurde und dabei grosse Angst und das Gefühl der Verlassenheit hat, dann bekommen wir vom Unbewussten des Patienten den Hinweis, dass Angst ein mächtiger Wirkfaktor, gerade bei diesem Patienten, ist. Natürlich wissen wir das schon durch die Anamnese, bekommen in der Regressionshypnose aber nochmals die Bestätigung, dass wir uns in den Folgesitzungen mit spezifischen Akupunkturpunkten und Suggestionen beschäftigen müssen. Das kann dann natürlich noch durch die in der chinesischen Medizin übliche Zungen-und Pulsdiagnostik ergänzt werden. Das Unbewusste des Patienten teilt uns höchstperönlich mit, dass Angst eine entscheidende Rolle spielt.

Muss man Vergebung nötigenfalls erzwingen?

Nein. Darf man nicht. Um zu zeigen, dass erzwungene Vergebung nicht am Platz ist, schildere ich einen Fall, bei dem ich Vergebung auf jeden Fall herbeiführen wollte und der gründlich daneben gegangen ist. Eine etwa 50 jährige Patientin wurde mir von einem Orthopäden zugewiesen. Sie hatte nach zahlreichen Operationen an der Hand wegen rezidivierender Dupuytren´scher Kontraktur heftige Schmerzen. Eine neuerliche Operation stand an. Sie wollte zuvor aber alles versuchen, um die Schmerzen auch ohne nochmalige Operation in den Griff zu bekommen, ich sei ihre letzte Rettung. Dazu muss man wissen, dass Dupuytrenkontrakturen zwar zu einer Verkrümmung der Hand führen, aber in der Regel keine Schmerzen verursachen. Sieht man davon ab, dass nach den Operationen sich Narben gebildet haben, die geeignet sind, Schmerzen zu verursachen, war das Ausmass der Schmerzen immer noch ungewöhnlich. Wir hatten eine erste Hypnoakupunktur durchgeführt, ohne Suggestionen. Sie ging gut in Trance, hat in der Nachbesprechung den Trancezustand als angenehm empfunden. Sie sei völlig entspannt gewesen. An den Schmerzen habe sich aber nach dieser ersten Sitzung nur wenig geändert. Also stand als nächstes die Regressionssitzung an. Dabei kam ihr Vater zur Sprache. Er habe sie immer nur gedemütigt, habe sie gar nicht haben wollen und immer ihre Brüder bevorzugt. Auch habe sich herausgestellte, dass er nicht wollte, dass sie geboren werde. Der Hass auf den Vater ging so weit, dass sie das Wort Vater gar nicht in den Mund nehmen wollte. Und dies, obwohl der Vater inzwischen verstorben war. Sie war in tiefer Trance. Im Vorgespräch war die Vaterproblematik nicht zur

Sprache gekommen. Sie hatte ihre Kindheit als normal bezeichnet. Ich habe da offensichtlich zu wenig nachgehakt. Da der Vater also bereits tot war, ging es nicht mehr darum, ihn auf den Stuhl zu setzen, sondern auf das Sterbebett zu legen. Als ich sie dann Vater sein liess und sie als Vater fragte, ob es ihm leid tue, was er seiner Tochter angetan hat, nahm sie diese Rolle nicht an. Sie war sofort wieder die Patientin. Obwohl das ein schlagender Beweis war, dass man als Hypnotherapeut nichts machen kann, was die Patientin ablehnt und ihr das auch so kommuniziert habe, waren wir natürlich beide alles andere als zufrieden. Als ich ihr dann nochmals genau auseinander gesetzt habe, worum es geht und dass ihr Vater so kurz vor seinem Tod, wohl sehr gerne bekunden würde, wie leid es ihm tut und er wohl sehr gerne mit ihrer Vergebung ins Jenseits gehen würde, hat sie wütend erklärt, das sei ihm vollkommen egal, er sei nie religiös gewesen. Ich habe dann noch mehrfach versucht, ihr zu erklären, dass es eigentlich gar nicht um ihn gehe, sondern vielmehr um sie. Es gehe darum, dass diese Bürde tief in ihrem Unterbewusstsein so lange vergraben gewesen und auch an ihren Schmerzen beteiligt sei. Es gehe wirklich nur um sie. Sie müsse sich selber frei machen von der Last der Vergangenheit, sonst würde das Ziel der Therapie, nämlich zumindest eine Reduktion der Schmerzen zu erreichen, wohl nicht zu erreichen sein. Sie hat dann die Hypnose von sich aus vollends aufgelöst. Obwohl ich mehrfach versucht habe, sie telefonisch zu erreichen und mich über den Anrufbeantworter dafür entschuldigt habe, in ihrem speziellen Fall wohl nicht das richtige Vorgehen gewählt zu haben, hat sie sich nicht gemeldet, sondern mir lediglich durch ihren Orthopäden ausrichten lassen, dass sie keine weitere Therapie mehr von mir wolle. Ich habe das Ganze als mein persönliches Versagen gewertet und war zutiefst betroffen.

Bei einem weiteren Patienten, der mit Nackenschmerzen zu mir kam und dessen Bruder ermordet worden war, habe ich diesen Fehler nicht wiederholt. Nach einem leicht auflösbaren ISE kamen wir zu der Tat als SSE, genauer, zu dem Ereignis, als seine Grossmutter ihn über dieses Ereignis informierte. Er selbst war ja bei dem Mord nicht zugegen. Es war auch in diesem Fall nicht möglich, dem Täter zu vergeben. Der Täter hat zwar oberflächlich betrachtet, mit dem Patienten selbst gar nichts zu tun. Aber natürlich hat diese Tat beim Patienten einen emotionalen Sturm ausgelöst, der sich tief im Unbewussten eingegraben hat. Eingedenk des soeben geschilderten Falles habe ich nicht weiter insistiert. Die Hypnose wurde abgeschlossen mit positiven Suggestionen und der posthypnotischen Suggestion, dass wir an dem Fall zu gegebener Zeit nochmal arbeiten würden. In der Folge haben wir Hypnoakupunktursitzungen nach Erickson absolviert und zeitnah mehrere Sitzungen mit Akupunktur und manueller Faszientherapie alleine durchgeführt. Dadurch besserte sich sein Zustand. Die Schmerzreduktion ist aber noch nicht ausreichend. Inzwischen hat mir der Patient mitgeteilt, dass er demnächst noch einmal eine Regressionssitzung wünsche. Diese ist bis dato noch ausständig.

Ablauf einer Regressionshypnose bei Schmerzpatienten

Die Regressionshypnose bei Schmerzpatienten könnte etwa so ablaufen. Die Anamnese wurde sorgfältig mit gehörig langem Zeitaufwand, damit wir auch zwischen den Zeilen lesen können, erhoben, das Hypnosevorgespräch wurde absolviert, ein möglichst guter Rapport wurde hergestellt. In einer ersten Sitzung wurde die Patientin bereits hypnotisiert mit oder ohne Suggestionen (Leerhypnose), wobei gleichzeitig eine Akupunktur durchgeführt wurde. Die Patientin kennt also den Trancezustand bereits. Dennoch fragt sie der Therapeut nochmals, ob er sie hypnotisieren darf. Ich mache gerne in der Erstsitzung eine Leerhypnose kombiniert mit Akupunktur, damit der Patient den Trancezustand einmal kennen lernt und dabei jegliche Missverständnisse um die Hypnose herum, endgültig durch Selbsterfahrung ausgeräumt werden können. Natürlich können auch schon bei der Erstsitzung Suggestionen verwendet werden. Nach dieser Erstsitzung sage ich der Patientin dann noch, dass wir in der nächsten Sitzung auf Ursachensuche gehen werden. Das erfordere eine andere Art der

Hypnose. Sie müsse diesmal mitarbeiten, wir würden miteinander reden, obwohl sie im Trancezustand sei, ich sei als Therapeut auf ihre Mitarbeit angewiesen, aber gemeinsam würden wir es schaffen. Dann fragt sie der Therapeut um Erlaubnis, während der Hypnose Du sagen zu dürfen, da Du vom Unterbewusstsein wesentlich besser angenommen wird als Sie. Das sehen viele Hypnotherapeuten so, aber nicht alle. Schon im Vorgespräch wurde sie gefragt, wie sie sich bei ihrem Schmerz fühlt. Viele sagen dann: *"Es tut einfach weh."*

Therapeut: *„Ja klar, ich weiss, dass es weh tut. Aber wie fühlst du dich dabei?"*

Dann kommen Antworten wie ausgeliefert, hilflos, wertlos, ich habe Angst, dass der Schmerz niemals verschwindet etc. Vor der Induktion kommt dann noch die Frage, ob sie am Handgelenk, an der Schulter, am Kopf und an der Herzgegend berührt werden darf. Nach der Elmaninduktion fordert der Therapeut die Patientin auf, das Gefühl, das sie in Verbindung mit dem Schmerz verspürt, hoch kommen zu lassen.

Je nachdem, welches Gefühl sie benannt hat, kann der Therapeut dann sagen, *„geh jetzt einmal tief in deinen Schmerz und lass das Gefühl, ich bin hilflos, wertlos, ausgeliefert, hoch kommen.„*

Dabei tippt man ihr auf die Stirn. *„Ich zähle bis 5, dann ist es da. 1, 2, 3, 4, 5. Ist das Gefühl da?"*

Patientin nickt. *„Wie stark ist das Gefühl auf einer Skala von 1 bis 10??„*

Die Patientin sagt beispielsweise: *"5."*

Daraufhin der Therapeut: *„Komm, lass es stärker werden, dieses Gefühl der Hilflosigkeit"* -mit Nachdruck- *„lass es immer stärker werden, ich zähle bis 3, dann ist es stärker. 1, 2, 3 wie stark ist es jetzt?„*

Patientin: *„8."*

Dann geht man über die **Affektbrücke** zurück bis zum ersten Mal, wo sie dieses Gefühl erlebt hat. Therapeut unter ständigem leichten Beklopfen der Stirn, *" geh jetzt zurück...zurück in deinem Leben, du wirst immer jünger und jünger, ich zähle bis fünf, dann bist du da. Wo bist du? Drinnen oder draussen, allein oder ist jemand bei dir, ist es Tag oder ist es Nacht?"*

Patientin: *„Draussen."*

Therapeut: *" Bist du allein?"*

Patientin: *" Nein. Meine Mutter ist bei mir."*

Therapeut: *" Wie alt bist du in diesem Augenblick?"*

Patientin: *„Ich weiss es nicht."*

Therapeut: *„Dein Unterbewusstsein weiss es. Unterbewusstsein von Maria, wie alt ist sie gerade?"*

Patientin: *„Fünf."*

Therapeut: *„Okay, fünf. Erzähle was passiert."*

Patientin: *„Ich bin hingefallen und mein Knie tut so weh."*

Therapeut: *„Ich verstehe. Das tut natürlich weh. Und was macht deine Mutter?"*

Patientin: *„Sie schimpft. Ich hätte besser aufpassen sollen."*

Therapeut: *„Und wie fühlst du dich dabei?"*

Patientin: *„Hilflos."*

Therapeut: *„Was hättest du dir jetzt gewünscht?"*

Patientin: *„Dass mich meine Mutter in den Arm nimmt und mich tröstet."*

Jetzt geht es darum, ob sie diese Hilflosigkeit zum ersten Mal spürt oder ob ihr dieses Gefühl bereits bekannt ist. Es geht also um die Feststellung, ob dieses

Ereignis das erste Ereignis in ihrem Leben ist, wo sie sich in Zusammenhang mit Unwohlsein hilflos gefühlt hat (ISE) oder ob es sich bereits um ein Folgeereignis (SSE) handelt. Es ist zwar anzunehmen, dass es sich bei einer Fünfjährigen um ein Erstereignis handelt, sicher ist das aber keineswegs. Sie kann durchaus als 5 Monate altes Baby vom Wickeltisch gefallen sein oder gar den Schmerz der Mutter gefühlt haben, die beispielsweise eine Misshandlung erfahren hat, als die Patientin noch im Mutterleib war. Wir gehen in diesem Beispiel davon aus, dass es ein ISE war.

Der Therapeut stellt die Frage: *„Ist dieses Gefühl der Hilflosigkeit neu für dich oder kennst du es schon?"*

Patientin: *„Das ist neu."*

Der Therapeut kann sich also jetzt daran machen, die negative Emotion, die mit diesem Ereignis verknüpft ist, aufzulösen. Dafür greift der Therapeut zu einem Trick. Er ruft jetzt die erwachsene Patientin, die natürlich weiter in tiefer Trance ist, auf, um der kleinen Patientin zu erklären, was Sache ist.

Therapeut: *„Ich rufe jetzt die erwachsene Maria auf. Maria, wir haben da ein Problem. Die kleine, erst fünfjährige Maria ist hingefallen und hat sich das Knie angeschlagen. Bist du, als die erwachsene Maria, die weise und erfahrene Maria, die schon so viel in ihrem Leben erlebt und überstanden hat, bereit zu der kleinen Maria zurück zu gehen und sie in den Arm zu nehmen, sie zu trösten und ihr alle Liebe zu geben, die sie gerade in diesem Augenblick so dringend braucht, ihr zu sagen, dass der Schmerz vorüber gehen wird, dass sie zu einer tollen, gesunden, attraktiven, wertvollen Frau heranwachsen wird. Und du wirst ihr sagen, dass du von nun an tief in ihrem Herzen bei ihr sein wirst, dass ihr beide von jetzt an ein unschlagbares Team sein werdet, das alle Widrigkeiten, die das Leben eben so mit sich bringt, hervorragend meistern wird. Bist du bereit, das für die kleine fünfjährige Maria tu tun?"*

Patientin: *„Ja."*

Therapeut: *„Ich spreche jetzt wieder mit der kleine Maria. Maria, ich habe jetzt die grosse, die weise, die erfahrene Maria, die schon so viel in ihrem Leben gemeistert hat, dabei. Sie wird dir jetzt alles sagen, was du wissen musst in dieser Situation, sie wird aber noch viel mehr tun, sie wird dich in den Arm nehmen und dir alle Liebe geben, die du in diesem Augenblick so dringend benötigst. Sie wird dich fest an sich drücken und dich trösten. Sie wird auch von jetzt an für immer tief drinnen in deinem Herzen bleiben"*, Therapeut tippt dabei sanft auf die Herzgegend der Patientin, *„ihr seid von jetzt an ein unschlagbares Team, das alle Widrigkeiten des Lebens hervorragend meistern wird. Bist du bereit, der erwachsenen, weisen, erfahrenen und dich liebenden Maria zuzuhören?"*

Patientin: *„Ja."*

Therapeut: *„Ich spreche jetzt wieder mit der erwachsenen, weisen und erfahrenen Maria. Maria, du kannst jetzt der kleinen Maria alles sagen, was sie in dieser Situation wissen muss. Du wirst sie aber auch in den Arm nehmen und ihr all die Liebe geben, die sie in dieser Situation benötigt. Du wirst dies leise tun und wenn du damit fertig bist, zeigst du mir das, indem du deinen rechten (oder linken) Zeigefinger kurz bewegst."* Dann wartet der Therapeut bis sich der Zeigefinger bewegt.

Ich weiss: Für einen Menschen im Wachzustand und ohne Hypnoseerfahrung mag das alles völlig verrückt klingen. Aber die Patientin ist ja in tiefer Trance. Das analytisch linear denkende Bewusstsein ist jetzt nur noch in der Beobachterrolle und hat in der Trance ansonsten nichts zu suchen. Was jetzt passiert, gehorcht der Trancelogik. In der Trancelogik sind eben die „normalen" Kategorien des Wachzustandes aufgehoben. In der Trancelogik sind mehrere Identitäten gleichzeitig möglich. Im Wachzustand würde man auch denken, es müsste doch genügen, wenn man ein mal sagt, die kleine Maria wird von der grossen Maria geliebt und dass sie alle Widrigkeiten des Lebens meistern wird.

Es handelt sich hier aber nicht um einfache Feststellungen des Wachbewusstseins, sondern um Suggestionen, die mit jedem Mal Wiederholung besser im Unterbewusstsein aufgenommen werden (Compounding). Es gilt ja hier, im Unterbewusstsein ein „Programm" zu schreiben, nicht dem Unbewussten nur einfach etwas zu sagen. Indem man sowohl der kleinen als auch der erwachsenen Patientin, die natürlich in Wahrheit ein und dieselbe Person sind, die Suggestionen gibt, werden sie doppelt verankert. Auch in der direkten Elmanhypnose muss also sehr viel mit Suggestionen gearbeitet werden, bei der Regression allerdings immer mit direkten Suggestionen. Es geht weiter. Die Patientin hebt den Zeigefinger.

Therapeut: *„Ich spreche wieder mit der kleinen Maria. Maria, was hat dir denn die grosse, die weise, die erfahrene und dich liebende Maria so alles erzählt?"*

Patientin: *„Sie hat gesagt, dass es öfter vorkommt, dass kleine Kinder hinfallen und sich dabei das Knie anschlagen. Das tut zwar weh, der Schmerz geht aber bald vorüber und ich werde später eine Frau, die alles, was auf mich zukommt, meistern wird. Dann hat sie mich in den Arm genommen und mich getröstet."*

Therapeut: *„Und wie fühlt sich das an?"*

Patientin: *„Sehr gut."*

Therapeut: *„Dann geh jetzt nochmals durch diese Situation, du fliegst hin und schlägst dir dein Knie an. Das tut zwar im Augenblick weh, aber fühlst du dich noch immer hilflos? Such jetzt noch einmal dieses Gefühl der Hilflosigkeit, streng dich an, such noch einmal dieses Gefühl, aber je mehr du es suchst, umso weniger wirst du es finden. Ist dieses Gefühl der Hilflosigkeit noch da?"*

Patientin: *„Nein."*

Und jetzt kommt die VERGEBUNG ins Spiel. Da eine Person an der negativen Emotion schuldhaft beteiligt war, nämlich ihre Mutter, die sie nicht in den Arm genommen und getröstet hat, muss dieser Person dieses schuldhafte Tun oder in diesem Fall Nichttun, vergeben werden, um die negative Emotion zu löschen. Also: Raum mit zwei Stühlen, auf einem Stuhl sitzt die Mutter, auf dem anderen Stuhl die Maria. Maria wird vom Therapeuten aufgefordert, der Mutter zu sagen, wie sie sich in diesem Augenblick gefühlt hat und die Mutter muss zuhören.

Patientin: *„Mutter, warum hast du mich nicht in den Arm genommen und mir erklärt, dass das alles nicht so schlimm sei, dass die Schmerzen gleich vorbei sein würden anstatt mit mir zu schimpfen. Ich habe mich dabei so hilflos und verlassen gefühlt, das hat mir sehr weh getan.“*

Therapeut tippt der Patientin leicht auf die Stirn und sagt: *„Du bist jetzt die Mutter. Wie heisst du?“*

Patientin: *„Elke.“*

Therapeut: *„Okay Elke. Du hast gehört, was deine Tochter gesagt hat?“*

Patientin: *„Ja.“*

Therapeut: *„Und was hast du dazu zu sagen?“*

Elke aus dem Mund der Patientin: *„Sie war einfach wehleidig. Das war sie auch später noch. Mich hat auch niemand gehätschelt, wenn ich als Kind hingeflogen bin. Und hat mir das vielleicht geschadet?“*

Therapeut: *„Warst du als Kind glücklich?“*

Elke: *„Das weiss ich nicht mehr. Da hat keiner danach gefragt.“*

Therapeut: *„Wenn du jetzt einmal ganz in dich hineinhörst, als du ein Kind warst, wie hast du dich gefühlt, wenn du hingeflogen bist, es weh getan hat und niemand dich getröstet hat?„*

Elke: *„Schlecht. Aber ich bin halt einfach aufgestanden, weil es war sowieso allen egal.“*

Therapeut: *„Elke, ich frage dich. Du hast sicher in deiner Kindheit zu wenig Liebe erfahren. Aber hat es deine Tochter verdient, dass sie genau dasselbe erleidet wie du? Ich meine, sie ist deine Tochter. Liebst du deine Tochter?“*

Elke: *„Ja.“*

Therapeut: *„Ich spreche wieder mit Maria. Maria, du hast gehört, dass deine Mutter dich liebt. Weisst du was? Schicke ihr doch mal einen Riesenstrom Liebe hinüber auf ihren Stuhl. Bist du bereit, das zu tun? Nur damit sie erfährt, wie sich so etwas anfühlt. Ja und vielleicht... du weisst ja...wenn man selbst Liebe gibt, bekommt man meistens genau so viel zurück.“* Mit dem Einschub du weisst ja, bestätigt man die Souveränität der Patientin, das ist also eine positive Suggestion, die im Unbewussten Wurzeln bildet.

Therapeut: *„ Ich spreche wieder mit Elke. Elke, deine Tochter hat dir soeben einen Strom Liebe geschickt. Wie fühlt sich das an?“*

Elke: *„Gut. Sehr schön.“*

Therapeut: *„Elke, bist du bereit, deiner Tochter zu sagen, dass es dir leid tut, dass du ihr in diesem speziellen Fall und womöglich noch in anderen Fällen zu wenig Liebe und Trost gegeben hast während sie ein Kind war?“*

Elke: *„Ja.“*

Therapeut: *„Dann sag ihr das bitte. Und noch etwas. Schick auch du ihr einen grossen Strom Liebe.“*

Elke: *„Es tut mir leid, dass ich dir als Kind oft zu wenig Liebe und Trost gegeben habe. Aber ich liebe dich.“*

Therapeut: *„Ich spreche wieder mit Maria. Maria, du hast gehört, was deine Mutter gesagt hat?“*

Patientin: *„Ja.“*

Therapeut: „*Bist du bereit, deiner Mutter von ganzem Herzen zu vergeben, dass sie dir in dieser Situation und vielleicht auch noch öfter in deiner Kindheit zu wenig Liebe und Trost gegeben hat? Du weisst ja, wir alle haben unsere Matrix (im limbischen System, Anm. des Verfassers), die bestimmt, wie wir leben und denken. Sie hat es damals einfach nicht besser gewusst, weil sie als Kind dasselbe erleiden musste. Aber jetzt tut es ihr leid. Sie liebt dich. Wenn du dazu bereit bist, dann sag ihr das so, dass ich es hören kann.*"

Patientin: "*Mama, ich vergebe dir von ganzem Herzen, dass du mir zu wenig Liebe und Trost gegeben hast. Ich weiss jetzt, dass du es damals einfach nicht besser gewusst hast. Ich liebe dich Mama.*"

Therapeut: „*Wie fühlt sich das jetzt an?*"

Patientin: „*Gut. Sehr gut. So befreiend.*"

Therapeut: „*Wunderbar. Dann können wir fürs Erste deine Mutter wieder ziehen lassen. Und jetzt Maria, gehe wieder vorwärts in der Zeit, du wirst wieder älter und älter.....*" Der Therapeut beklopft dabei wieder leicht die Stirn der Patientin... "*du wirst wieder älter und älter bis du beim nächsten Ereignis bist, das damit in Zusammenhang steht, warum wir diese Sitzung machen (alternativ kann man es auch so formulieren wie... bis du zum nächsten Ereignis kommst, wo du dich so hilflos und verlassen gefühlt hast) ich zähle auf drei, dann bist du dort, ansonsten bist du wieder zurück im Hier und Jetzt.*"

Die Patientin kann möglicherweise in der Schule landen, wo sie von einem Mitschüler Heulsuse genannt wurde, als sie sich den Kopf angeschlagen und geweint hat oder der Lehrer hat sie vor der ganzen Klasse getadelt und sie hat sich auch da wieder hilflos und verlassen gefühlt. Auch hier wird wieder die erwachsene, die weise, die erfahrene Patientin gebeten, der Kleinen alles zu sagen, was sie in dieser Situation wissen muss, dass der Mitschüler es sicher nicht böse gemeint hat, dass Kinder in diesem Alter einfach nicht begreifen, dass es Unrecht ist, eine Kameradin so zu nennen, und dass man von einem

Lehrer eigentlich erwarten müsste, dass man ihm auf der pädagogischen Akademie beigebracht hat, dass man niemals eine Schülerin vor der ganzen Klasse derart blamieren darf. Der Lehrer kommt auf den Stuhl, die Patientin kann ihm ungeschminkt sagen, was sie von ihm hält. Daraufhin bekommt der Lehrer auch vom Therapeuten Klartext gesprochen, wie unziemlich es ist, eine Schülerin so blosszustellen. Am Ende vergibt sie dem Lehrer seine blamable Unkenntnis pädagogischer Sachverhalte und setzt damit sich selbst frei. Der Lehrer kann daraufhin verschwinden. Dann geht sie nochmals durch diese Situation. Der Therapeut sagt wieder, sie möge sich anstrengen, das Gefühl wieder zu finden, sie möge es suchen, aber je mehr sie es sucht, umso weniger wird sie es finden. Auf die Frage des Therapeuten, ob das Gefühl noch da sei, antwortet sie wiederum, dass das Gefühl weg sei. Im Idealfall ist es weg. Wenn die Antwort zögerlich kommt, muss der Therapeut nachhaken, eventuell fragen, ob da noch ein Restgefühl da sei und wenn ja, sie dieses Restgefühl auf einer Skala von 0 – 10 bewerten lassen. Bei 0 ist alles gut. Bei 2 oder 3 kann man zu einer Technik greifen, die aus dem EMDR kommt. Die Patientin bleibt in Trance, man sagt ihr aber, sie solle die Augen öffnen und wieder das Gefühl hilflos zu sein, stärker hervortreten zu lassen. Dabei bewegt der Therapeut den Zeige-und Mittelfinger einer Hand in rascher Abfolge von rechts nach links und wieder zurück und dieses etwa 20 mal. Dann darf sie die Augen wieder schliessen und dann muss sie das Gefühl nochmals suchen. Zumeist ist es dann weg., ansonsten wiederholt man den Vorgang nochmals. Zum Abschluss kann man noch eine letzte Reinigung des Unbewussten machen, indem man die Patientin in einen grauen Raum setzt und sich vorstellen lässt, dass an der Wand dieses grauen Raums rote Zettel erscheinen, auf denen negative Assoziationen wie hilflos, ungeliebt, ausgeliefert, Schmerz. Und wenn die Wand voll ist mit den roten Zetteln, dann darf sie sie Zettel herunter reissen, zusammen knüllen und in ein Loch in der Mitte des Raumes werfen und in demselben Augenblick erhellt sich der Raum und es erscheinen weisse Zettel auf denen lauter positive

Assoziationen geschrieben sind wie Kraft, Mut, Kontrolle über Geist und Körper, Urvertrauen und was dem Unbewussten sonst noch so einfallen mag, denn dieser Raum ist natürlich nichts anderes als eine Metapher für das Unbewusste. Und wenn alle weissen Zettel vollgeschrieben sind, dann schliesst sich das Loch in der Mitte des Raumes und der Raum erstrahlt in einem wunderbaren Licht. Und bevor die Hypnose aufgelöst wird, kommt noch etwas, was ich als Abschlussplaydoyer bezeichne. Ein Hypnotherapeut ist nämlich wie ein Rechtsanwalt, der seinem Klienten zur Freiheit verhilft, zur Freiheit von seinen Symptomen und zur Entlassung aus seinem bisherigen Gefängnis der Vergangenheit. Dieses Playdoyer besteht natürlich aus positiven Suggestionen wie: *„du bist stark, fest verwurzelt, nichts kann dich erschüttern, du bist voller Urvertrauen, Mut, Zuversicht, du hast ab nun die volle Kontrolle über deinen Geist, über deinen Körper, alles Unwohlsein löst sich in nichts auf und du fühlst dich frei, vollwertig...“*

Dann wird die Hypnose aufgelöst und die Patientin gefragt, wie es ihr jetzt geht und wie sie das Ganze empfunden hat. Sie kann sich an alles erinnern, wir erzeugen ja keine Amnesie.

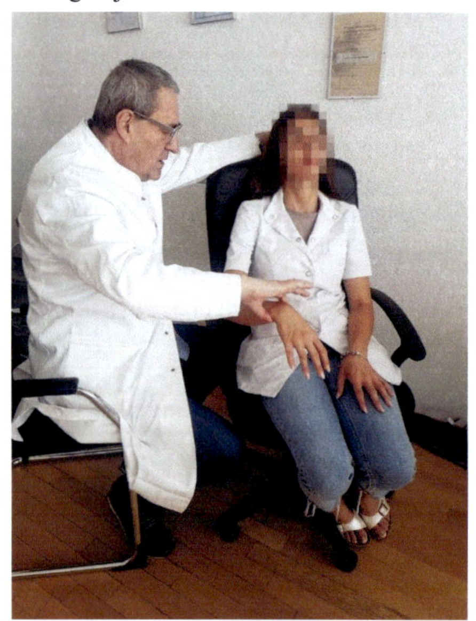

Regressionshypnose. Vertiefung der Trance durch Anheben des Armes der Patientin, leichtes Hin-und Herbewegen, dann Fallenlassen

Regressionshypnose a la Erickson

Ich muss gestehen, dass ich über Regressionen nach der Ericksonmethode nur wenig weiss, da ich selbst, zum Unterschied zu Suggestionshypnosen, Regressionshypnosen ausschliesslich nach der Dave Elman OMNI Hypnose Academy durchführe, da sich diese Methode bestens   bewährt hat. Die von Erickson und seinem Schüler Ernest Rossi beschriebene Regression wird in dem Buch Der Februarmann ausführlich und in dem Buch Hypnotherapie rudimentär beschrieben. Es wird hier eine Regression beschrieben, die Erickson bereits 1945 an einer Krankenschwester, Miss S. oder auch Jane genannt, die unter einer Wasserphobie leidet, durchgeführt hat. Das Ganze nimmt mehrere Sitzungen in Anspruch. In den ersten beiden Sitzungen findet noch gar keine Hypnose statt. Erickson nimmt hier nur, wie bei ihm üblich, alle Ressourcen auf, die ihr zur Verfügung stehen und will alle Details über ihr Leben wissen. Bei der Regression landen sie im Monat Februar, weil das der Geburtstag der Patientin ist. Er schafft es über Induktion einer Amnesie, in den Folgesitzungen zu ihr zurück zu kehren, im Februar, ohne dass sie erkennt, dass es sich um ihren Therapeuten Dr. Erickson handelt. In den weiteren Sitzungen, die sich über einen langen Zeitraum erstrecken, kehrt er jeweils mittels posthypnotischer Amnesie zu der Patientin zurück, ohne dass diese ihn erkennt. Dabei utilisiert er häufig die von ihr vorgebrachten Inhalte, die schliesslich zu einem therapeutisch erfolgreichen Reframing führen. Diese Sitzungen wurden von der damaligen Sekretärin von Dr. Erickson mitstenographiert und nachher mit der Schreibmaschine ins Reine geschrieben. Das Manuskript blieb jahrzehntelang verschollen, bis sie sein Schüler Dr. Rossi, ausgegraben hat. Er ist dann mit Erickson Wort für Wort jede Sitzung durchgegangen, wobei Erickson seinen Kommentar abgegeben hat. Ich weiss ja nicht, wie Ericksonschüler heute Regressionen durchführen, aber diese Art der Regression wäre, so genial sie auch immer sein mag, für Schmerzpatienten meines Erachtens wegen des hohen Zeitaufwandes nicht unbedingt erforderlich. Aus einem Artikel, bei dem Erickson anhand gemeinsamer Untersuchungen zusammen mit dem Schriftsteller Aldous Huxley unter anderem auch Regressionen beschreibt, geht hervor, dass Erickson Regressionen offenbar nicht auf der Suche nach krank machenden Ereignissen durchgeführt hat, sondern spontane Regressionen in die Kindheit beschreibt. Zitat:" …Auch wenn diese Erfahrung mit Huxley sehr bemerkenswert war, so handelte es sich dabei nicht um das erste Mal, dass ich Gelegenheit hatte, solche Entwicklungen bei der *Regression* hochintelligenter Versuchspersonen zu beobachten. Ein Klient bat darum, hypnotisiert und in Hypnose dazu aufgefordert zu werden, eine sehr interessante Art der *Regression* zu entwickeln. Das geschah in erster Linie, weil er an der Erfahrung interessiert war und auf diese Weise die Zeit nutzen wollte, während ich mit anderen Angelegenheiten beschäftigt war…Wiederholte Bemühungen, ein kontrolliertes Experiment durchzuführen, sind bisher gescheitert. Gewöhnlich weigert sich die Versuchsperson aus einem nicht allzu verständlichen Grund. In meiner gesamten Erfahrung mit dieser Art der Entwicklung in der hypnotischen Trance ist diese Art des *„Wiedererlebens"* *des eigenen Lebens* immer *spontan* aufgetreten, und zwar bei hochintelligenten, gut angepassten Versuchspersonen „ (Richard Bandler und John Grinder PATTERNS, Muster der hypnotischen Techniken Milton Ericksons, Junfermann, 5.Auflage 2015, S. 131- 133). Es setzt also einen hohen intellektuellen Standard der Patienten und der Therapeuten voraus. Rossi selbst schreibt in den Kommentaren zum Februarmann, dass er selbst nach 8 Jahren Ausbildung bei Erickson, Ericksons Methodik noch immer nicht ganz begriffen habe. Warum also kompliziert, wenns einfacher auch geht. Elmans Methode der Regression mag weniger genial sein, aber es genügen dabei nur wenige Sitzungen, manchmal auch nur eine einzige Sitzung, um den Raum des Unbewussten therapeutisch wirksam aufzuräumen. Die indirekten Suggestionen sind allerdings wirklich von hohem Wert.

1.) Mehrmaliges Anhören einer Audiodatei einer Hypnosesitzung mit einschlägigen Suggestionen und Metaphern. Wird auch gerne als Einschlafhilfe benutzt

2.) Installation eines virtuellen Lichtschalters in Trance durch einen Hypnotiseur nach der OMNI Methode. Nach einigem Training kann man sich durch Betätigung dieses Lichtschalters selbst in Trance versetzen und Suggestionen, die man sich zuvor gegeben hat, auf sich wirken lassen.

Wer an einer umfassenden Darstellung der Ericksonmethode interessiert ist, dem empfehle ich das Buch HYPNOTHERAPIE von Milton Erickson und Ernest Rossi, erschienen im Klett-Cotta Verlag. Wer genau wissen will, was der Februarmann so alles tut, der möge das Buch DER FEBRUARMANN von Milton Erickson und Ernest Rossi, erschienen im Junfermann Verlag lesen. Es soll aber zur Zeit vergriffen sein. Wer Regressionshypnose nach Dave Elman genau studieren will, dem empfehle ich das Buch REGRESSIONSHYPNOSE von Hanspeter Ricklin, erschienen im Verlag PowerSearch Management Consulting. Wer der Meinung ist, durch den vorliegenden Text noch nicht genug über Hypnose erfahren zu haben, dem empfehle ich das Buch HYPNOSE von Hansruedi Wipf, erschienen im Giger Verlag. Selbsthypnose wird sehr gut in den Büchern SELBSTHYPNOSE von Brian Alman und SELBSTHYPNOSE von Hansruedi Wipf, Giger Verlag abgehandelt. Die Psychodynamik von Patienten, die an chronischen Schmerzen leiden und die Hypnose bei Schmerzpatienten (allerdings ausschliesslich Suggestionshypnosen) wird in dem Buch HYPNOSE BEI CHRONISCHEM SCHMERZ von Mark Jensen, erschienen 2015 bei Carl-Auer, recht ausführlich beschrieben.

WAS IST AKUPUNKTUR

Akupunktur umfassend darzustellen, würde den Rahmen dieses Buches sprengen. Die Literatur hierzu umfasst ganze Bibliotheken. Für den interessierten Leser sei beispielsweise das Buch Handbuch HANDBUCH DER AKUPUNKTUR von Peter Deadman und Koautoren empfohlen. Akupunktur kann man aber nicht aus Büchern lernen, sondern nur durch eine mehrjährige umfassende Ausbildung, ständige Weiterbildung und ständiges Praktizieren. Dennoch möchte ich einige wesentliche Aspekte der traditionellen chinesischen Medizin (TCM) und somit der Akupunktur beschreiben, da sie für das Verständnis des Zusammenwirkens von Hypnose und Akupunktur von grundlegender Bedeutung sind.

Akupunktur ist eine uralte Wissenshaft, ja sie ist sogar noch älter als Hypnose. Die Grazer Akupunkteure Dorfer, Moser und der deutsche Wissenschaftler Bahr konnten an der berühmten 5200 Jahre alten Gletscherleiche Ötzi Tätowierungen feststellen, die eindeutig Akupunkturpunkten entsprachen. Diese Entdeckung wurde für so bedeutsam gehalten, dass sie sogar in den wissenschaftlichen Elitefachzeitschriften Lancet und Science publiziert werden konnte.

YIN und YANG

Akupunktur ist neben der Kräutertherapie die wichtigste Heilmethode der traditionellen chinesischen Medizin (TCM). Das Ziel der Therapie besteht darin, verloren gegangenes Gleichgewicht im Energiefluss des Körpers wieder herzustellen. Schon vor mehr als 3000 Jahren hat man in China die Beobachtung gemacht, dass alles in der Welt aus zwei Polen besteht. Das war die sogenannte Shang-Zeit (1600 – 1100 v. Chr.) Tag und Nacht, Gut und Böse, Mann und Frau, Himmel und Erde, oben und unten, Licht und Schatten und so weiter. Die Liste könnte endlos fortgesetzt werden. Diese beiden Pole hat man Yin und Yang genannt. Der offensichtlich ebenfalls schon vor Urzeiten gemachten Entdeckung, dass es auch dazwischen noch einiges gibt, hat man dadurch

Rechnung getragen, dass man im Yin bereits den Keim des Yang und umgekehrt, gesehen hat. In dieses Prinzip, welches für das ganze Universum gilt, ist natürlich auch der Mensch eingebunden. Die Rückseite des Menschen ist dem Yang unterworfen, die Vorderseite dem Yin. Solange das Yin und das Yang in Balance sind, ist der Mensch physisch und psychisch gesund. Das Yin/Yang Prinzip wurde, obwohl schon viele Jahrhunderte früher angedacht, erstmals im I Ging, dem Buch der Wandlungen, erwähnt. Die Erstfassung dieses Buches soll auf den Gründer der Zhou- Dynastie (1122 – 256 vor Christus) zurückgehen (HICKELSBERGER 2019). Yin verkörpert die Essenz, das Körperliche, die Erde, YANG das Geistige, den Himmel. Offenbar zu diesem Zeitpunkt wurde man sich auch langsam dessen bewusst, dass Yin und Yang nicht statisch sein konnten. Die Jahreszeiten wechseln in bestimmten Rhythmen, das Leben geht in Tod über und auch sonst ist alles im Fluss. Daher wurde dieses Buch auch das Buch der „Wandlungen" genannt. Es musste somit der Bewegung im Yin/Yangsystem noch mehr Rechnung getragen werden. Daraus ergeben sich zwei wichtige Grundprinzipien der chinesischen Medizin.

1.) Die Meridianlehre

2.) Die Theorie der 5 Elemente

Vor der Besprechung dieser Grundprinzipien muss noch ein für die TCM entscheidender Begriff geklärt werden.

QI

Qi bedeutet Energie. Als funktionelles Qi kreist QI ununterbrochen im Körper, in den Organen, an der Körperoberfläche und in der Tiefe und hält dabei diesen Kreislauf selbst in Schwung. In der westlichen Ausdrucksweise sprechen wir von Biorhythmus (KUBIENA und KoautorInnen HANDBUCH DER AKUPUNKTUR, 1991, Orac Verlag).

Qi kann aber auch als Teilchen, als materielle Energie in Form von Nahrung, Hormonen etc. verstanden werden (KUBIENA 1991). Insofern haben die alten Chinesen bereits die Quantentheorie in gewisser Weise vorweggenommen. Energie ist auch Information. Qi verläuft zum Teil über das Nervensystem zum Gehirn, verläuft aber auch von Zelle zu Zelle und über Muskelketten im Körper. Krankheiten können diesen Kreislauf stören. Durch das Stechen der Akupunkturnadeln wird der reguläre Qifluss wieder in Gang gebracht. Das Qi verläuft in den Meridianen

Was sind Meridiane?

Der Begriff Meridian entstammt nicht dem chinesischen Vokabular. Die Chinesen bezeichnen die Meridiane als Mai, was am besten mit Gefäss zu übersetzen ist. Der englische Ausdruck channels also Kanäle bezeichnet somit viel deutlicher, was tatsächlich mit dem Begriff Meridian gemeint ist. Ein Meridian ist also nicht etwa eine anatomisch fassbare Struktur, sondern ein gedachter Kanal, in dem das für die Aufrechterhaltung der Lebensfunktionen so wichtige Qi, fliesst. Das QI fliesst in den Meridianen nicht etwa nach Belieben, sondern es tritt in bestimmten Zyklen von einem Meridian in den nächsten. Dem YIN/YANGprinzip entsprechend gibt es 6 YIN Meridiane auf jeder Körperseite, denen 6 YANGmeridiane auf jeder Körperseite gegenüberstehen. Dies ist so zu verstehen das sich die YIN und YANGmeridiane gegenseitig ergänzen und beeinflussen. Die YINmeridiane verlaufen auf der Vorderseite des Körpers und an der Innenseite von Armen und Beinen, die YANGmeridiane auf der Hinterseite des Körpers und an den Extremitäten hinten und seitlich. Die einzige Ausnahme bildet der Magenmeridian, der, obwohl YANGmeridian, auf der Vorderseite verläuft.

Die YINmeridiane repräsentieren die kompakten Organe des Körpers, die sogenannten Speicherorgane (chinesisch zang genannt), die YANGmeridiane die Hohlorgane (chinesisch fu genannt). die Zang Meridiane sind somit: Niere,

Leber, Milz, Herz, Lunge, Die Fu Organe: Dickdarm, Dünndarm, Magen, Blase und Gallenblase. Das sind nur jeweils 5 Yin-und 5 Yangmeridiane. Aber wir haben doch gesagt, 6 Meridiane. Das ist richtig. Denn es kommen noch ein Yin- und ein Yangmeridian hinzu. Der Pericardmeridian als YINmeridian und der Dreifacher Erwärmermeridian als YANGmeridian. Dem Herzen sind als „Königsorgan" gleich zwei Meridiane zugeordnet. Der Herzmeridian, der weniger der profanen Pumpfunktion des Herzens entspricht, sondern der Seele, der Spiritualität, nach Kubiena alles, was den Menschen vom Tier unterscheidet. Ich teile diesen Unterschied nur bedingt, wissen wir doch, dass auch Tiere eine Art von Seele und Mitgefühl haben. Wer jemals einen Hund besessen hat, der vor Freude verrückt spielt, wenn Frauchen oder Herrchen nach Hause kommen, weiss ganz bestimmt, wovon ich spreche. Der Pericardmeridian, der Meridian der Schutzhülle des Herzens (Pericard) ist für die Organfunktionen des Herzens zuständig.

Der Dreifache Erwärmer ist ein funktioneller Yangmeridian ohne Organbezug. Sein Name kommt daher, weil er sowohl mit Meridianen des oberen Körpers, als auch mit Meridianen der Körpermitte und des unteren Körperbereichs in Beziehung tritt. Er beeinflusst also sowohl die Atmung, als auch die Verdauung und das Urogenitalsystem. Es müssen noch zwei unpaare Meridiane ohne Organbezug erwähnt werden. Diese sind: Das Lenkergefäss, welches in der Mitte am Rücken entlang der Wirbelsäule verläuft und am Kopf endet, also ein YANGmeridian. Dieser Meridian wird auch das Meer der YANGmeridiane genannt, weil er das Qi der YANGmeridiane „regiert". Er wird daher auch Du Mai genannt, was Herrschergefäss bedeutet. Die alten Chinesen setzten eben- zum Unterschied von den heutigen, zumindest westlichen Gesellschaftssystemen – sehr auf vertikale Hierarchiestrukturen. Der zweite noch zu erwähnende Meridian ist das sogenannte Konzeptionsgefäss, welches in der Mitte der Vorderseite verläuft und demgemäss ein YINmeridian ist. Ebenso wie der Du Mai das Meer der YANGmeridiane ist, ist das

Konzeptionsgefäss das Meer der YINmeridiane, das heisst, er hat Kontakt mit allen YINmeridianen und ist somit der wichtigste YINmeridian. Er gilt als Ausgleichsreservoir der Energie (Qi) der YIN Meridiane. Er heisst also Konzeptionsgefäss (Aufnahmegefäss, chinesisch Ren Mai), weil er das YIN Qi für die YINmeridiane speichert und gegebenenfalls abgibt.

Was ist ein Akupunkturpunkt?

Akupunkturpunkte sind Orte im Verlauf der Meridiane, an denen der Qifluss im Meridian durch Einstechen von Nadeln (Akupunktur) oder durch Druckmassage (Akupressur) beeinflusst werden kann. Es gibt insgesamt 361 solche Punkte. Es ist wichtig, zu wissen, dass durch das Stechen der Nadeln nur der Qifluss beeinflusst werden kann, also die Funktion. Es können also nur gestörte Funktionen mit Akupunktur behandelt werden, nicht aber zerstörte Strukturen. Für die Wirkung der Akupunktur bei den verschiedenen Funktionsstörungen gibt es mittlerweile eine Vielzahl von wissenschaftlichen Belegen . Es werden zum Teil dieselben Strukturen im Nervensystem adressiert wie bei Hypnose. Hypnose und Akupunktur ergänzen und verstärken sich somit in ihrer Wirkung.

Die Theorie der 5 Elemente

Mutter/Kindregel

Gemäss der Philosophie der TCM kann alles im Kosmos und im Menschen 5 Elementen zugeordnet werden: Wasser, Holz, Feuer, Erde, Metall.

Ebenso wie bei der Meridianlehre geht es auch bei der 5 Elementelehre nicht nur um die stoffliche Substanz dieser Elemente, sondern vor allem um funktionelle Zusammenhänge. Die Elemente sind nicht wahllos angeordnet, sondern ein Element geht in einer bestimmten Reihenfolge aus dem anderen hervor. Wie eine Mutter ihr Kind, so erzeugt jeweils ein Element das nächste, nährt und unterstützt es. Wasser in seiner festen Form ist Eis. Eis ist ein kompaktes Element und infolgedessen tiefstes Yin. Das Element Wasser entspricht somit der Jahreszeit Winter. Wasser in seiner flüssigen Form ist die Grundlage allen Lebens. Das Leben entstand aus dem Wasser. Auch das menschliche Leben entsteht jedes mal aufs Neue aus dem Wasser. Der Fötus schwimmt im Fruchtwasser, welches ihn als bereits keimendes YANG ernährt. Dieser zwischenmenschlichen Urbeziehung gemäss spricht man daher auch von der *Mutter/Kind Regel*. Holz entsteht aus Wasser. Für Menschen, die im westlichen Gedankensystem aufgewachsen sind, mag es vielleicht nicht unmittelbar klar sein wie Holz aus Wasser entstehen soll. Wenn man aber bedenkt, dass Feuchtigkeit erforderlich ist, um Pflanzen und Bäume hervorzubringen und wachsen zu lassen, wird die Sache womöglich etwas verständlicher.. Holz verbrennt zu Feuer, was wohl auch westlich denkenden Menschen keine Schwierigkeiten bereiten dürfte. Feuer ist heiss und entspricht somit der Jahreszeit Sommer. Holz steht für Wachstum. Im menschlichen Leben für das Heranwachsen des Kindes wie der Samen einer Pflanze die die Erdoberfläche durchbrochen hat und jetzt zu einer zunächst zarten, später zu einer kräftiger werdenden Pflanze heranwächst. Holz steht für die Jahreszeit Frühling. Das aus dem Wasser geborene Kind wächst zum Jüngling, zur jungen Frau heran. Aus dem Holz geht das Feuer hervor. Im menschlichen Leben bedeutet Holz maximales Wachstum. Das ist die Zeit der Pubertätsjahre, in denen es zur vollständigen Ausreifung des Gehirns kommt und „die Hormone verrückt spielen" können. Holz verbrennt und wird zum nächsten Element Feuer. Das Element Feuer bedeutet, im Zenit des Lebens zu stehen. Man ist „voller Saft und Kraft". Karrieren werden aufgebaut, Familien gegründet, Lebensziele (hoffentlich) verwirklicht. Kein Wunder, dass diesem Element der Sommer zugeordnet wird.   Feuer wird Asche und somit Erde. Die Erde beherbergt die Metalle und Mineralien. In letzter Zeit haben die seltenen Erden, die zu den Metallen gehören, wegen ihrer Wichtigkeit für die Produktion von

Chips und High tech Waffen vor allem unter den Grossmächten gewaltige Begehrlichkeiten erweckt. Als Jahreszeit wird der Erde der Frühherbst, im menschlichen Leben die Zeit des frühen Alters zugeschrieben. Dies sollte die ausgeglichenste Phase im Leben sein. Die Karriere hat ihren Höhepunkt bereits überschritten. Weiteres ist meist nicht mehr zu holen, die Kinder sind aus dem Haus. Finanzielle Probleme sind, zumindest für die Begünstigten unter uns, behoben. Das Element Erde gibt das Metall frei und geht somit in das Element Metall über. Im Lebenszyklus bezeichnet das Metall das hohe Lebensalter. In dieser Zeit kann man endlich das Wesentliche vom Unwesentlichen unterscheiden, man darf jetzt die Früchte all der Mühsal und Plagen, denen man sich in früheren Lebensabschnitten ausgesetzt gesehen haben mag, geniessen. Aber die Zeit des Todes ist nicht mehr fern. Der Mensch wird sich in dieser Zeit mehr und mehr mit der Aussicht auf seine Endlichkeit beschäftigen müssen. Die entsprechende Jahreszeit ist somit der Spätherbst. Das Element Metall geht schliesslich in das Element Wasser über. Der Übergang vom Element Metall in das Element Wasser bedeutet den Tod des Menschen. Wer schon einmal beim Sterben eines Menschen dabei war, konnte vielleicht beobachten, wie sich der Sterbende noch einmal aufgebäumt hat, einen Wunsch geäussert, seine „letzten" Worte gesagt hat und dann gestorben ist. Das ist einer Kerze vergleichbar, die noch einmal in einem kurzen YANG aufflackert, kurz bevor sie erlöscht (TAMBIRAJAHA 2015). Der Tod entspricht wieder tiefstem YIN. Im menschlichen Leben steht das Wasser aber nicht nur für Tod, also dem Ende, sondern auch für einen Neubeginn. Eine Schwangerschaft verkörpert das tiefste YIN im Leben einer Frau. Sie lagert überall Wasser ein, sie nimmt an Gewicht zu. Wasser steht also für Anfang und zugleich für das Ende des Menschen. Da jedes Yin auch den Keim des beginnenden YANG in sich trägt, ist der im Mutterleib wachsende Embryo der Keim des YANG in der schwangeren Mutter. Das YANG im YIN der Mutter wächst heran, wird immer stärker und will sich schliesslich aus dem mächtigen YIN befreien. Die Geburt stellt die Befreiung des gewachsenen YANG aus dem Yin dar. Das kleine Kind beginnt zu wachsen und tritt in die Phase des Holzes über und das Ganze beginnt von Neuem. Da sich die Elemente also ständig in das nächste Element verwandeln, spricht man in der chinesischen Medizin auch von den 5 Wandlungsphasen.

Schwächungszyklus

Indem ein Element immer das nächste hervorbringt, raubt das folgende Element dem ursprünglichen Element Substanz und Energie, es schwächt dieses Element also. Wasser greift Metall an, Eisen verrostet beispielsweise durch Wasser. Holz saugt Wasser auf. Feuer verbrennt Holz. Erde erstickt Feuer.

Grossmutter/Enkelregel

Darunter versteht man, dass ein Element das übernächste Element kontrolliert. Wasser kontrolliert das Feuer, Holz kontrolliert die Erde, indem es ihr Nährstoffe für das Pflanzenwachstum entzieht. Feuer schmilzt Metall. Metallische Werkzeuge können Holz spalten und so kontrollieren.

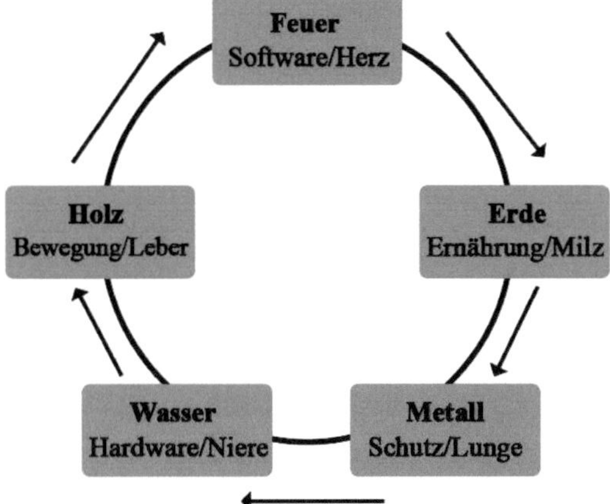

Aus Dorfer, Gasser, Kaindlstorfer HYPNOAKUPUNKTUR am Verlag 2016. Der Zyklus der Elemente. Ein Element nährt, das heisst stützt, fördert das nächstfolgende Element.

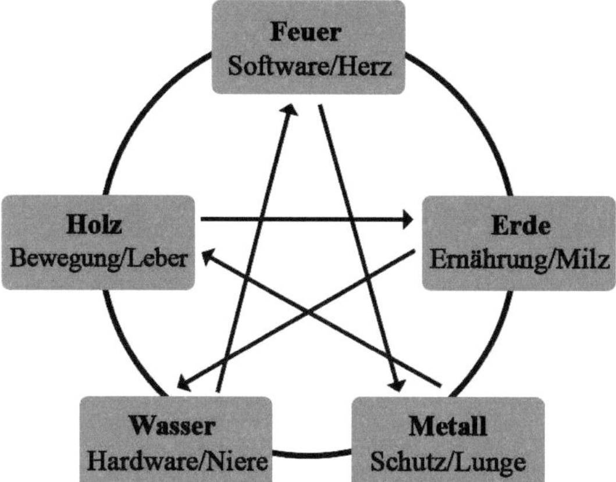

Aus Dorfer, Gasser, Kaindlstorfer HYPNOAKUPUNKTUR am Verlag 2016

KONTROLLZYKLUS: Die Grossmutter kontrolliert das Enkelkind. Ein Element kontrolliert jeweils das übernächste Element.

Die Lehre von den Funktionskreisen

Da alle diese Elemente Substanz, also YIN sind, ist jedem dieser Elemente ein YIN Meridian zugeordnet. Da es kein YIN ohne ein YANG gibt, ist jedem YINmeridian ein YANGmeridian beigefügt. Das ist derjenige YANGmeridian, der dem YINmeridian im Verlauf am nächsten steht. Man nennt ihn daher auch gekoppelten Meridian. So verläuft derYangmeridian Dickdarm am Unterrand des Unter-und Oberarms am weitesten aussen. Gegenüber verläuft an der Innenseite des Unter-und Oberarms der Yinmeridian Lunge. Am wenigsten weit aussen, in der Nähe der Elle verläuft der Dünndarmmeridian an der Aussenseite des Unterarms und Oberarms. Gegenüber, ebenfalls in der Nähe der Elle verläuft der Herzmeridian. Das Element Feuer selbst ist zwar YANG, ihm ist aber als YINMeridian der Königsmeridian, der alle anderen Meridiane beherrscht, das Herz zugeordnet. An der Innenseits des Unterarms, in der Nähe der Elle an der Innenseite des Ober- und Unterarmverläuft der Herzmeridian. Mit dem Herzmeridian ist der YANGMeridian Dünndarm als gekoppelter Meridian zugeordnet. Dieser verläuft an der Aussenseite des Unterarms in der

Nähe der Elle, direkt gegenüber dem Herzmeridian. Die gekoppelten Meridiane stehen jeweils über sogenannte Luo Punkte miteinander in Verbindung. Diese beiden Meridiane, die dem jeweiligen Element zugeordnet sind, bilden einen Funktionskreis. So ergibt sich folgende Konstellation:

Wasser mit Funktionskreis Niere/Blase. Holz mit Funktionskreis Leber/Gallenblase. Feuer mit Funktionskreis Herz/Dünndarm. Erde mit Funktionskreis Milz/Magen. Metall mit Funktionskreis Lunge/Dickdarm. Diesen Funktionskreisen werden jeweils verschiedene Krankheiten und Symptome zugeordnet. Da dem Wasser mit seinem Funktionskreis Niere/Blase strukturell die Knochen und Gelenke und somit Statik und dem Holz mit dem Funktionskreis Leber/Gallenblase die Muskeln und Sehnen, also Bewegung, zugeordnet sind, sind Schmerzen meist Ausdruck einer Störung in diesen Funktionskreisen. Der Volksmund trägt dem ebenfalls Rechnung mit dem Ausdruck Mit dem Rücken zur Wand stehen. Akupunkturpunkte in den Meridianen Leber, Gallenblase, Niere und Blase sind daher häufig bei Schmerzen zu nadeln. Die überwiegende Emotion bei Störungen des Funktionskreises Niere/Blase ist Angst, die Emotion bei Störung des Funktionskreises Leber/Galle ist Zorn. Naturgemäss findet sich häufig bei langanhaltenden Schmerzen eine Angst, dass diese Schmerzen nie aufhören würden und Zorn über die Einschränkungen, die die Schmerzen für ihr Leben bedeuten. Bei der Behandlung dieser Emotionen treffen und ergänzen sich Hypnotherapie und Akupunktur hervorragend. Es werden Punkte in den Meridianen Niere, Blase, Leber und Gallenblase gestochen bei gleichzeitiger Verwendung von Wasser-, Holz- und Bewegungsmetaphern im Trancezustand.

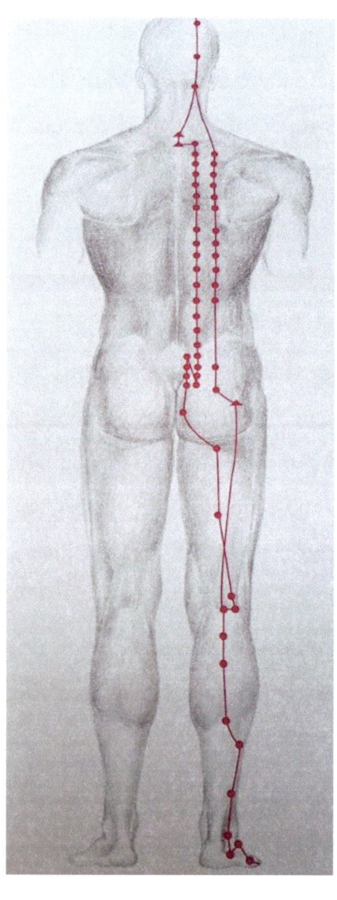

Aus Achim Eckert: Das Tao der Medizin Haug Verlag 1996

Blasenmeridian auf der Rückseite des Körpers verläuft neben der Wirbelsäule in zwei Strängen, einem inneren und einem äusseren Ast.

Wichtiger Meridian bei Schmerzen Funktionskreis Niere/Blase

Der Dreifache Erwärmer- und der Pericardmeridian scheinen in den Funktionskreisen nicht auf. Das sind „junge" Meridiane, die erst nach der Etablierung der 5 Elemente und dem System der Funktionskreise als rein funktionelle Meridiane ohne Organ-und Elementbezug in das Meridiansystem aufgenommen worden sind. Der dreifache Erwärmer erwärmt, also stützt als oberer Erwärmer Lunge und Herz, als mittlerer Erwärmer den Verdauungstrakt und als unterer Erwärmer das Urogenitalsystem. Der Pericardmeridian ist mit dem Herzmeridian eng verwandt. Dem Herzen als Königsmeridian steht schliesslich ein Assistent in Form des Pericardmeridians zu. Dabei kümmert sich das Herz selbst mehr um seine geistigen und spirituellen Inhalte. Der Geist, chinesisch Shen genannt, wohnt im Herzen. Der Pericardmeridian ist mehr für die „profanen" körperlichen Pumptätigkeiten zuständig. Dem Funktionskreis Herz/Dünndarm ist – wie könnte es auch anders sein – die Funktion Freude zugeordnet. Menschen, bei denen der Funktionskreis Herz/Dünndarm eine dominierende Rolle spielt, sind „Sanquiniker". Freude am Leben ganz allgemein ist ihre vorherrschende Emotion. Zuviel Freude ist allerdings auch schädlich und kann Krankheit bedeuten, wie zum Beispiel die Manie. Zuviel Freude bedeutet Unruhe, die zu Schlaflosigkeit führen kann. Wenn die Gedanken herumspringen, führt das zu Konzentrationsstörungen. Der zur Erde gehörende Funktionskreis Milz/Magen ist für die Verdauung zuständig, für die Aufnahme und Verarbeitung von Nahrung. Wird die Nahrung nicht aureichend verwertet oder zu viel davon aufgenommen, so entsteht Fettleibigkeit. Diese ist somit eine Störung im Funktionskreis Milz/Magen. Wird zu viel Flüssigkeit im Körper eingelagert, entstehen Schwellungen, die somit durch Stechen von Milz/Magenpunkten therapiert werden können. Die zu diesem Funktionskreis gehörende Emotion ist ständiges Grübeln und sich Sorgen machen. Der zum Metall gehörende Funktionskreis Lunge/Dickdarm ist für die Abgrenzung des Menschen nach aussen zuständig. Er stellt also klare Grenzen zwischen dem Ich und dem Du auf. Lungentypen sind daher oft hager aussehende, in sich gekehrte Menschen. Nach einer Theorie hat der Mensch drei Lungen (TAMBIRAJAH 2015). Die beiden Lungenflügel und die Haut. So können Hautprobleme wie Ekzeme, Akne, Neurodermitis über Punkte im Lungenmeridian und/oder über Punkte des gekoppelten Dickdarmmeridian behandelt werden. Die Emotion des Funktionskreises Lunge/Dickdarm ist die Trauer. Wenn ein geliebter Mensch stirbt, ist Trauer eine physiologische Reaktion, die in der Trauerarbeit bewältigt werden muss. Trauert jemand allerding „ewig" und kommt aus diesem Gefühl gar nicht mehr heraus, dann macht Trauer krank. So spielt unbewältigte Trauer möglicherweise eine Rolle bei der Entstehung von Colitis ulcerosa, einer entzündlichen Erkrankung des Dickdarms.

Zu der Lehre von den Funktionskreisen habe ich sehr viel aus den hervorragend geschriebenen Büchern DIE FÜNF WANDLUNGSPHASEN und PSYCHOSOMATIK IN DER CHINESISCHEN MEDIZIN von Klaus Dieter Platsch und ENERGETIK IN DER AKUPUNKTUR von Radha Thambirajah alle im Elsevier Verlag erschienen, entnommen und schlage auch jetzt noch viel in diesen Büchern nach.

BALANCEAKUPUNKTUR NACH DR. TAN

Der leider im Jahre 2016 verstorbene Dr. Tan war ein taiwanesischer Arzt und genialer Akupunkteur, der die Balanceakupunktur entwickelt hat. Das Prinzip der Balance ist allerdings schon sehr lange bekannt und im gesamten Kosmos gültig. So stehen YIN und YANG in Balance. Dr. Tan hat also die Balance nicht erfunden, sondern er hat sie zu einem Regelsystem verwoben und der Akupunkturtherapie nutzbar gemacht. Die zu nadelnden Punkte liegen alle auf den Meridianen, sind also der klassischen Akupunktur verpflichtet. Die Punkte entsprechen aber nicht exakt den klassischen Akupunkturpunkten auf den Meridianen, sondern liegen in Zonen im Meridian. Die Punkte können auch auf Zonen zwischen zwei Meridianen liegen. Die zu nadelnden Punkte auf diesen Zonen unterscheiden sich hinsichtlich ihrer Drucksensibilität von der Umgebung. Auch das ist nicht neu, wissen wir doch, dass auch in der klassischen Akupunktur nur druckempfindliche Punkte wirksam sind. Da jedoch für ein bestimmtes Symptom in der Regel viele Punkte wirksam sind, wählt man in der klassischen Akupunktur nur die druckempfindlichen, klassischen Punkte aus. Diese können auch auf verschiedenen, für das Symptom zuständigen, Meridianen liegen. Bei der Balanceakupunktur bleibt man im Meridian und macht sich in der Zone, in der der Punkt liegt, durch Prüfung der Drucksensibilität auf die Suche nach dem Punkt. Für Schmerzen gilt: Handelt es sich um einen gut lokalisierbaren Schmerz, so muss man die Meridiane, die das Schmerzgebiet durchziehen genau kennen. Die Punkte werden dann auf den sogenannten balancierenden Meridianen gestochen. Dies geschieht nach bestimmten Regeln. Dieses Vorgehen nennt man **lokale Balance**. Haben wir es aber mit Schmerzen in vielen Bereichen des Körpers oder ständig wandernden Schmerzen zu tun, dann müssen mehrere Meridiane nach den Regeln der **globalen Balance** akupunktiert werden. Will man noch zusätzlich Begleitkrankheiten, wie arterielle Hypertonie, Obstipation, urogenitale Probleme und dergleichen behandeln, sowie störende emotionale Befindlichkeiten (diese werden wie immer in der chinesischen Medizin als von den körperlichen Gegebenheiten als untrennbar gesehen), dann müssen alle 12 Meridiane gegenseitig balanciert werden. Dies geschieht mit der globalen Balancetechnik der 12 magischen Punkte. Um hier Wirkungen zu erzielen, sind mehrere Sitzungen erforderlich. Die lokale Balance zur Behandlung umschriebener Schmerzen wird oft bei akuten Schmerzen eingesetzt, aber auch bei chronischen Schmerzen. Die Wirkung tritt meist in Sekunden ein. Die Patientinnen reagieren meist mit grosser Verwunderung, sie können sich nicht erklären, wie Schmerzen im Nacken verschwinden können, wenn man am Fuss und im Unterschenkel Nadeln sticht. Die Methode lässt sich mit Hypnose in Form der Hypnoakupunktur vortrefflich kombinieren. Wegen des unmittelbar zu beobachtenden Erfolges der Tanakupunktur verwenden weltweit immer mehr Akupunkteure diese Form der Akupunktur anstelle der Akupunktur nach Funktionskreisen oder parallel dazu. Wer sich für die Balanceakupunktur näher interessiert, dem empfehle ich die Lektüre des Buches: Das Dao der Balanceakupunktur von JOHANNES HICKELSBERGER, erschienen im Springer Verlag 2019.

In diesem Buch wird die Tanmethode sehr ausführlich lehrbuchmässig und gut verständlich beschrieben. Um die Tanmethode wirklich zu verinnerlichen, sind aber profunde Kenntnisse der Akupunktur, insbesondere der Meridianlehre und ihren Punkten absolute Voraussetzung. Es werden von der OGKA (Österreichische Gesellschaft für kontrollierte Akupunktur) auch entsprechende Seminare für Akupunkteure angeboten. Die Tanmethode wird aber bereits weltweit gelehrt. Dr. Eileen Han ist eine sehr versierte Akupunkteurin und Schülerin von Dr. Tan. Sie lebt meines Wissens in den Vereinigten Staaten, gibt aber weltweit Seminare, in denen Akupunkteure diese Akupunkturform erlernen können, wie es Dr. Tan zu seinen Lebzeiten bereits getan hat. Dr.Delphine Armand, praktiziert die Balanceakupunktur in ihrer Gemeinschaftspraxis in Südfrankreich und war 10 Jahre lang Schülerin von Dr. Tan.

Sie ist Mitbegründerin von Si Yuan Balance Method Acupuncture, einer internationalen Akupunkturausbildungsstätte. Sie hält Vorträge weltweit und tritt auch immer wieder beim TAO Kongress in Graz auf.

HYPNOAKUPUNKTUR

Etwa um das Jahr 2000 herum trafen in Graz der damalige Präsident der inzwischen weltweit renommierten OGKA (Österreichische Gesellschaft für Kontrollierte Akupunktur), Professor Dr. Leopold Dorfer und der medizinische Hypnosetherapeut Univ. Prof. Dr. Robert Gasser, aufeinander. Professor Gasser ist auch stellvertretender Leiter der Abteilung für Kardiologie der Medizinischen Universität Graz. Die beiden beschlossen, ihre hocheffektiven Therapien noch effektiver zu machen, indem sie sie miteinander kombinierten. Dabei besteht der Hypnoseanteil dieser Kombination aussschliesslich aus Suggestionen, die den Prinzipien der Ericksonhypnose folgt. Wegen Terminüberlastung der beiden Herren lag das Projekt 10 Jahre lang auf Eis, bis ein junger, dynamischer, ehrgeiziger Augenarzt, namens Dr. Kaindlstorfer, der schon in seiner Studienzeit sowohl die Ausbildung zum Akupunkteur, als auch eine Ausbildung für medizinische Hypnose bei Professor Gasser erfolgreich absolviert und abgeschlossen hatte, auf den Plan trat. Er nahm nun das Projekt wieder auf und trieb es zusammen mit Dorfer und Gasser energisch voran. So entstand eine völlig neue Therapieform, die auch in dem Buch HYPNOAKUPUNKTUR von Dorfer, Gasser, Kaindlstorfer, am Verlag 2016, lehrbuchmässig verankert wurde. Neben den genannten Autoren haben sich an diesem Buch noch mehrere AutorInnen mit Beiträgen beteiligt. Neben der Hypnoakupunktur, bei der man Hypnose und Akupunktur zur selben Zeit durchführt, kann man natürlich auch Akupunktur und Hypnose (vor allem die Regressionshypnose) zeitnah hintereinander verwenden. Da die Hypnose Ericksonprinzipien folgt, wird auf eine Regressionsbeschreibung in dem Buch verzichtet. Die Kombination von hypnotischen Suggestionen und Akupunktur führt zu deutlich besseren Ergebnissen als sie bei Verwendung nur einer von beiden zu erzielen wären.

Ich selbst praktiziere Akupunktur seit Jahrzehnten und habe auch einen guten Konnex zur OGKA und besuche regelmässig den von dieser Gesellschaft organisierten jährlichen TAO Kongress. Dabei stiess ich auf die Hypnoakupunktur und war sofort begeistert, sodass ich mich zum zertifizierten Hypnoakupunkteur ausbilden liess. Meine erste Bekanntschaft mit Hypnose war also die Hypnose nach Erickson. Ich setzte diese völlig neue Therapieform auch sofort bei meinen Patienten ein und erzielte gute Erfolge. Ich hatte aber das Bedürfnis, noch tiefer in die Welt der Hypnose einzudringen und liess mich an der OMNI Hypnosis International Academy in der Schweiz zum zertifizierten OMNI Hypnosetherapeuten ausbilden. Seither ist die Regressionshypnose neben der Suggestionshypnose zu einem unverzichtbaren Bestandteil meines therapeutischen Settings geworden.

Ablauf einer Hypnoakupunktursitzung am Beispiel einer fiktiven Patientin mit chronischem Rheumatismus

Schmerzen bei dieser Erkrankung wandern ständig von einer Stelle des Körpers zur nächsten.

Die Anamnese wurde bereits in einer ersten Sprechstunde mit ausführlicher neurologischer Untersuchung, Beschreibung der Schmerqualitäten (bohrend, brennend, stechend und so weiter) erhoben. Es wurde auch erfragt, bei welchen Gelegenheiten diese Schmerzen besonders stark sind und ob sie bereits Strategien zur Verminderung der Schmerzen erprobt hat. Natürlich wird auch nach Medikamenten gefragt. Bei rheumatischen Schmerzen ist die Patientin meist mit spezifischen Rheumamedikamenten versorgt und darüber hinaus noch mit weiteren, üblichen Schmerzmitteln (nicht steroidale Antirheumatica, schmerzmindernde Antidpressiva, Tramadol und ähnliche Medikamente) im Bedarfsfall bei besonders starken Schmerzen. In dieser ersten Sitzung wurde auch bereits eine Therapie mit Akupunktur und meist auch mit manueller Medizin (in der Regel Faszienbehandlung) durchgeführt. Die Patientin weiss also bereits, was Akupunktur in ihren Grundzügen bedeutet.

In der Folgesitzung ist eine Hypnoakupunktur vorgesehen. Ich habe ihr in der Erstsitzung bereits die Möglichkeit einer zusätzlichen Hypnose in Kombination mit Akupunktur angeboten und ihr meine Visitenkarte mit meiner Websiteadresse mitgegeben. Sie ist grundsätzlich mit dieser Therapieform einverstanden und möchte, dass sie bei ihr durchgeführt wird. Auf meiner Website hat sie auch eine Beschreibung der Hypnose und der Akupunktur vorgefunden. Sollte sie diese gelesen haben, so hat sie bereits ein gewisses Grundwissen bezüglich der Hypnose. Darauf aufbauend erkläre ich ihr aber noch einmal ganz genau, was Bewusstsein ist und was es mit dem Unterbewusstsein und den autonomen, unbewusst ablaufenden Körperprozessen auf sich hat, erkläre ihr, was Hypnose ist und was sie nicht ist und dass sie weder stecken bleiben noch manipuliert werden kann. Ich frage sie anschliessend, ob sie alles verstanden hat und ob sie noch Fragen zur Hypnose hat. Wenn dies verneint wird, frage ich sie, ob ich sie nach dem Stechen der Akupunkturnadeln hypnotisieren darf und sie hier und hier und hier berühren darf. Dabei zeige ich auf Handgelenk, Schulter, Stirn und die Herzgegend. Sie bejaht und ich steche die Akupunkturnadeln. Bei rheumatischen Schmerzen arbeite ich gerne mit den Kardinalpunkten 3E5 und G 41. Diese werden an gegenüber liegenden Extremitäten gestochen, also beispielsweise 3E5 am rechten Arm und G 41 am linken Bein. Diese Kardinalpunkte haben bei chronischen rheumatischen Erkrankungen eine sehr gute Wirkung (weiter führende Literatur in jedem Handbuch der Akupunktur, z. B. KUBIENA und Mitarbeiter 1991). Diese Punkte bedienen auch die quere YANGachse nach Dr. Tan. Ich steche dann auch noch gerne Punkte der YINachse an den gegenüber liegenden Extremitäten. Mit den Punkten Lu 5 (Wasserpunkt, entspannt die Sehnen, beruhigt)),7(verteilt das Lungen QI) und PC 6(bewegt Qi und beruhigt den Geist) am linken Arm und Le 3 und N 3, N6 am rechten Bein versorge ich die YINachse mit beruhigender Wirkung (N6) und Auflösung einer bei chronischen Schmerzen üblichen Leber Qi Stagnation (DORFER; GASSER,

KAINDLSTORFER: Hypnoakupunktur, Medienverlag 2016). Ausserdem wird, vor allem durch N 3 auch das Nieren Yin gestärkt, das bei chronischen Schmerzen in aller Regel stark beeinträchtigt ist. Ausserdem Punkte im Blasenmeridian. Dazu kommt noch LG 20, oder ich wende in diesem Fall die globale Balance nach Dr. Tan an. Es werden noch Ressourcen besprochen, das heisst, Hobbies oder Tätigkeiten, die sie gerne wieder ausüben möchte, wenn die Schmerzen nachlassen.

Abschliessend wird nochmals gefragt, wie es sich anfühlen sollte, wenn sie keine Schmerzen mehr hat oder die Schmerzen stark vermindert sind.

Ich vergesse auch nicht zu fragen, ob sie Nachteile hätte, sollten die Schmerzen stark vermindert oder verschwunden sein. Diese, für manche wahrscheinlich für unangebracht gehaltene Frage ist aber erforderlich, um eventuellen Krankheitsgewinn zu erkennen. Sollte ein solcher eindeutig bestehen, würde der Hypnosesitzung von vorneherein kein Erfolg beschieden sein.

Nun ist alles bereit für die Hypnose. Kurz vor Beginn erkläre ich der Patientin noch, dass das Unterbewusste, mit dem ich gleich kommunizieren werde, die DUform viel besser versteht als die SIEform und ich sie daher gerne, wenn es für sie in Ordnung ist, mit Du anreden würde. In aller Regel sind die Patientinnen mit diesem Vorgehen einverstanden.

Ich verwende eine modifizierte (Leicht ericksonifizierte) Elmaninduktion, die nahtlos in die Trancearbeit mit Suggestionen übergeht.

„Ich lade dich ein, wenn es für dich so in Ordnung ist, einen tiefen Atemzug zu nehmen und dabei auf meine Hand zu blicken", ich halte dabei meine linke Hand (ich sitze gerne auf der linken Seite der Patientin, die bequem im Hypnosestuhl oder auf einer gepolsterten Liege liegt) vor die Augen der Patientin, *„und während du tief einatmest, spürst du, wie beim Ausatmen deine Augenlider müde und schwer werden... ja sehr gut... atme noch einmal tief ein*

und beim Ausatmen magst du die Augen schliessen, wenn das so für dich passen sollte…"

Die Patientin schliesst die Augen und ich bewege dabei meine Hand langsam nach unten. *„Während du dich jetzt ganz auf meine Stimme konzentrierst, magst du bemerken, wie dein Körper immer schwerer und schwerer wird und immer mehr in die Unterlage einsinkt… es kann sein, dass du, ausser meiner Stimme auch andere Geräusche wahrnimmst, wenn zum Beispiel die Türglocke schellt oder draussen ein Auto vorbei fährt oder wenn jemand plötzlich in das Zimmer treten sollte, all diese Nebengeräusche stören deine immer tiefer und tiefer werdende Entspannung nicht, im Gegenteil, sie helfen dir dabei, noch tiefer in diesen wunderbaren Zustand der vollständigen Entspannung zu sinken, lass diese Entspannung jetzt in deinen ganzen Körper fließen vom Kopf bis hinunter zu deinen Zehen… und während du jetzt jede körperliche Anspannung entweichen lässt, magst du spüren wie dein Körper immer schwerer und schwerer wird… für manche Menschen fühlt es sich an wie eine leichte Schwere oder auch wie eine schwere Leichtigkeit.. wie auch immer es sich für dich anfühlen mag, es ist gut so …und während du dich jetzt auf deine Augenmuskeln konzentrierst, wirst du bemerken, wie sie immer schwerer werden, ja, immer schwerer und schwerer bis sich schließlich eine Art Magnet zwischen deine Augenlider schieben mag, der deine Augenlider fest aneinander klebt und während dieser Magnet immer stärker und stärker wird, magst du spüren wie deine Lider so schwer werden, dass du deine Augen gar nicht mehr öffnen kannst… und wenn dieses Gefühl stark genug ist, dann teste einmal, ob du deine Augen wirklich nicht mehr öffnen kannst…„*

Patientin versucht, die Augen zu öffnen, *" sehr gut, nicht mehr testen"*. Es ist wichtig, diese Testung nur 1 bis zwei Sekunden zuzulassen, denn bei längerer Testung würde die Tiefe der bereits induzierten Trance nachlassen und die Patientin schließlich ihre Augen wieder öffnen.

„Und während du immer tiefer und tiefer gehst, wird dein Körper noch schwerer und schwerer und du magst fühlen wie du noch tiefer und tiefer in deine Unterlage einsinkst. Dabei mag es sein, dass du dich immer leichter fühlst während dein Körper noch schwerer und schwerer wird... und du geniesst dieses Gefühl der Schwere während du dich zugleich immer leichter und leichter fühlen magst... ja diese leichte Schwere, die auch eine schwere Leichtigkeit sein mag...du wirst gleich noch viel tiefer gehen, ich werde dich nämlich in einem Augenblick bitten, deine Augen kurz zu öffnen und dann gleich wieder zu schliessen und wenn du sie geschlossen hast, ist das für dich das Zeichen, deine gegenwärtige Entspannung zu verdoppeln...„ ich halte meine Hand vor ihre Augen und beim Schliessen der Augen lasse ich die Hand nach unten gleiten... *"oh ja, öffne jetzt deine Augen und schliesse sie gleich wieder... verdopple deine Entspannung... vielleicht möchtest du jetzt noch tiefer sinken... du magst jetzt deine wunderbare Fantasie benutzen, um dir vorzustellen wie dein ganzer Körper in eine flauschige, weiche Decke der Entspannung eingehüllt ist... eine Hülle die dich noch weiter entspannen lässt, die aber auch alles Unangenehme und alles, was dein Unwohlsein in deinem Körper noch weiter verstärken würde, von dir abhält... und wenn ich dich in einem Augenblick noch einmal bitte, deine Augen kurz zu öffnen und gleich wieder zu schliessen, magst du deine gegenwärtige Entspannung nochmals verdoppeln..."* meine Hand kommt wieder vor ihre Augen, *„öffne jetzt deine Augen"*, meine Hand fährt wieder langsam nach unten *„und schliesse sie wieder"*, die Patientin schliesst die Augen wieder.

„Und verdopple jetzt deine Entspannung noch einmal...ja sehr gut, lass jetzt die Entspannung in jeden einzelnen deiner Muskel fliessen, in jede Zelle, in jeden Zellkern, in jedes Molekül, in jedes Atom und während du spürst wie deine Muskeln immer weniger funktionieren wollen, magst du deine Augen ein letztes Mal öffnen und gleich wieder schliessen", meine Hand geht wieder vor ihre Augen *„und während du deine Augen wieder schliesst, werden deine*

Muskeln so entspannt, dass sie wirklich nicht mehr funktionieren wollen, lass die Entspannung in jeden Muskel fliessen, in jede deiner Milliarden Zellen, in jeden Zellkern, in jedes Molekül, in jedes Atom bis sie wirklich nicht mehr funktionieren wollen... du musst das nur zulassen, dann wird es auch genau so geschehen... ja. Du machst das wunderbar... deine körperliche Entspannung ist jetzt so weit fortgeschritten, dass, wenn du dir vorstellst, wie ich in einem Augenblick deine linke Hand am Handgelenk ein paar Zentimeter anhebe, sie einfach herunterplumpst wie ein nasser Lappen...„

Bei Hypnosen ohne Akupunktur hebe ich bei dieser Passage tatsächlich ihre Hand hoch und lasse sie dann fallen. Dies ist in diesem Fall aber wegen der Nadeln im Arm nicht möglich. *„Ja genau... lass sie einfach herunterfallen... du machst das sehr gut...du bist jetzt sehr gut körperlich entspannt. Es gibt aber noch eine andere Art von Entspannung, eine geistige Entspannung, die ist noch einfacher und fühlt sich sogar noch besser an... ich werde dich in einem Augenblick bitten, von 100 rückwärts zu zählen und mit jeder Zahl, die du sagst, magst du dir erlauben, noch tiefer in diese wunderbare Trance zu sinken... mit jeder Zahl, die du sagst, werden die Zahlen, die nachher kommen, immer unwichtiger und unwichtiger, sodass, spätestens, wenn du bei 96 angekommen bist oder vielleicht sogar schon früher, alle Zahlen, die nach 96 kommen, für den Augenblick einfach aus deinem Gedächtnis entschwunden sein werden. Nach Auflösen der Hypnose kannst du sie wieder abholen... sollte es dir Mühe bereiten, die Zahlen nach 96 verschwinden zu lassen, dann stelle dir einfach vor, die Zahlen wären Sandkörner, in die ein Windstoss hinein bläst, der sie in alle Richtungen davonweht... das ist der Schlüssel für deine geistige Entspannung, die sich noch besser anfühlt und noch leichter ist als die körperliche Entspannung... gut so... sage nun die erste Zahl...“*

Die Patientin sagt 100.

„Sehr gut und gehe tiefer und tiefer, lass sie alle verschwinden“

Patientin sagt 99.

„... und geh tiefer und tiefer, lass sie verschwinden, sie sind unwichtig, du brauchst sie nicht mehr... sag die nächste..." und so weiter bis sie bei 96 angekommen ist. Meist kommt aber schon bei 98 oder 97 die Zahl nur noch verschwommen über ihre Lippen. Dann frage ich: Sind sie alle verschwunden? Sollte sie verneinen, sage ich *„sie sind nichts weiter als Sandkörner, die ein Windstoß in alle Richtungen davonbläst."*

Mit diesem Satz sind sie in aller Regel spätestens verschwunden. Bejaht die Patientin, was meistens der Fall ist, fahre ich fort *„sehr gut, du machst das wunderbar."*

Ich wechsle jetzt die Perspektive. *" In einem Augenblick werde ich von 10 nach rückwärts zählen und mit jeder Zahl, die ich sage, erlaubst du dir, noch tiefer zu sinken... 10 und geh tiefer und tiefer... 9 tiefer und tiefer... 8 mit jedem mal ausatmen gehst du noch viel tiefer... 7 je tiefer du gehst, umso besser fühlst du dich... 6 und je besser du dich fühlst, umso tiefer kannst du gehen... 5 und tiefer, tiefer, 4... noch tiefer tiefer, 3... 2... 1.... Sehr gut... du magst jetzt auf einer Treppe stehen, diese Treppe hat 5 Stufen und du stehs auf der obersten Stufe dieser Treppe, du gehst langsam diese Treppe hinunter... und während du jetzt auf der 1. obersten Stufe stehst und hinunter steigst auf die 2. Stufe magst du spüren, wie du noch tiefer sinkst in diese wunderbare tiefe Trance... weiter auf die Stufe 3 und weiter auf die Stufe 4, du magst dich jetzt richtig tief entspannt fühlen und wenn du jetzt hinunter steigst auf die Stufe 5, magst du so entspannt sein, dass dein Körper sich schwer anfühlt und wenn du jetzt von der 5. Stufe herunter steigst, magst du dich in einem wunderschönen, sicheren Ort wiederfinden, einem Ort, den du in deiner Vergangenheit bereits kennen gelernt hat, es kann auch ein Ort sein, der eben jetzt deiner Fantasie entspringt und während du dich umblickst, kann es sein, dass in der Mitte dieses Ortes oder auch an den Wänden oder wo immer du das möchtest, sich ein bequemer*

Lehnstuhl, ein Bett oder etwas anderes, auf dem es sich vortrefflich ruhen lässt, sich befindet... und wenn du es so möchtest, kannst du dich hier niederlassen und sogleich diese wunderbare Schwere oder Leichtigkeit oder schwere Leichtigkeit oder leichte Schwere fühlen, mit der du sogleich in diesen Lehnstuhl oder was auch immer du möchtest, einsinken kannst... dies ist dein ganz persönlicher sicherer Ort, der nur dir alleine gehört, niemandem sonst... und während du so ruhst, magst du dir vorstellen, dass dein Unwohlsein eine Farbe hat... vielleicht hat es auch eine Konsistenz... welche Farbe hat es? Welche Konsistenz?"

Patientin: *"Rot und hart."*

„Sehr gut... du hast ein Geschenk des Universums (bei sehr religiösen Christen oder Juden sage ich statt Universum Gott, bei Muslimen Allah) *bekommen, mit dem du dein Unwohlsein mit seiner roten Farbe und seiner harten Konsistenz umwandeln kannst in eine schöne Farbe, die dir gefällt und in eine weiche Konsistenz, die sich angenehm anfühlt, denn du bist es wert, gesund zu werden, gesund zu bleiben für den Rest deines noch langen Lebens... du bist wertvoll, du bist der wertvollste Mensch in deinem Leben... du hast schon so viel erlebt und hinter dich gebracht, du hast dieses Geschenk wahrhaftig verdient"*

Ich beginne nun, die Nadeln wieder zu entfernen *"ich werde nun die Akupunkturnadeln wieder entfernen, sodass ganz feine Öffnungen zurück bleiben, die dich mit den energetischen Strömen des Universums(mit den von Gott oder Allah gesandten Energieströmen), die zugleich Ströme von Information sind, verbinden, sodass du nun alle Energie, die zugleich Information ist, vom Universum in deine eigenen Energiekanäle, die man Meridiane nennt, eintreten lassen kannst"*, die Entfernung der Nadeln ist jetzt abgeschlossen, *„es bleiben ganz feine Poren zurück, mit denen du mit den universellen Informationsströmen weiter in Verbindung bleiben kannst. Diese Poren sind von aussen nicht sichtbar, sie sind sehr klein. Energie und*

Information sind immateriell, sie sind Wellen, die durch die kleinste Öffnung in dich eindringen können und dich mit allen heilenden Informationen versorgen die du, die deine Zellen benötigen, um dieses rote, harte Unwohlsein aufzulösen und es umzuwandeln in etwas weiches, mit einer angenehmen Farbe... hat es sich umgewandelt?"

Patientin sagt ja.

„Welche Farbe hat es jetzt?"

Patientin: *„Gelb. "*

"Sehr gut... und vielleicht magst du jetzt beobachten, wie sich diese gelbe Information wie Wasser in deinem ganzen Körper verteilt, wie es jede einzelne deiner Zellen mit heilenden, gelben Informationen durchdringt... und während du hier in deinem sicheren Ort liegst, magst du spüren, wie alles mit allem verbunden ist und du daher ganz wunderbar mit den das ganze Universum durchdringenden Energieflüssen verbunden bist, mit diesen Energieflüssen, die in deinen Energiekanälen strömen und die Teil des gesamten universellen energetischen, heilenden Energie-und Informationsflusses sind, wie jeder Tropfen im Meer so eng mit dem Meer verbunden ist, dass er wie das Meer selbst ist...und genau so bist du Teil des gesamten Universums und wirst mit seinen heilenden Informationsflüssen durchströmt... vielleicht magst du spüren, wie diese heilende Energie in den Nierenmeridian eintritt..."

Ich bestreiche die Punkte N 3 und N 6 und drücke leicht auf diese Punkte, *"...dort wie Wasser hochsteigt und alle deine Zellen, deinen Geist mit heilender Information versorgt, wie aber diese heilende Information auch in den Lebermeridian eintritt... ich berühre Le 3, hochsteigt im Lebermeridian und dort allen Stau im Lebermeridian auflöst, sodass die Energie im Lebermeridian wieder frei fliesen kann...und wenn es für dich passt, kannst du jetzt noch deinen sicheren Ort verlassen und mit mir zusammen eine Reise antreten.*

Wir betreten eine wunderschöne, sonnendurchflutete Landschaft und vielleicht verspürst du jetzt noch einen Drang, kraftvoll auszuschreiten und mit schwingenden Armen zu einem kleinen Teich zu gelangen, den du in der Ferne erblicken magst (Bewegung lässt das Qi fliessen)... du strebst vielleicht zu diesem Teich... oh ja und dort magst du deine Füsse in das Wasser des Teiches setzen und sie von dem leise plätschernden Wasser umspülen zu lassen.. und plötzlich magst du spüren, dass das nicht einfach Wasser ist, sondern heilendes Wasser, Wasser, das die gelben Ströme weiter in deinem Körper stärken mag und dich frei und glücklich machen wird, das dir endlich wieder die Kontrolle über deinen Geist, deinen Körper, deine Seele, dein ganzes Leben wieder geben wird... sodass von nun an nur noch du dich kontrollierst und niemand mehr sonst, denn du bist es wert... du bist wertvoll... du bist der wichtigste Mensch in deinem Leben...du hast es verdient, frei zu sein... und damit du diese Freiheit, dieses Wohlgefühl, dieses Geschenk voll und ganz geniessen kannst, gebe ich dir jetzt einen Moment der Stille und der Ruhe..."

Ich warte einige Minuten und sage dann *"leider ist die Zeit, die wir in diesem herrlichen Zustand der tiefen Trance verbringen dürfen, begrenzt, ich zähle jetzt bis fünf, dann wirst du, nicht früher, wieder deine Augen öffnen und zurück sein im Hier und jetzt und in eine Welt blicken, in der du voller Kraft bist, voller Zuversicht, voller Urvertrauen und du wirst die Kontrolle haben über dich, deinen Geist, deinen Körper, dein Leben... 1... 2... 3... 4... 5 öffne nun deine Augen, willkommen im Hier und Jetzt"*

Ich frage sie jetzt noch, welchen Punkt sie während der Akupunkturhypnose besonders gespürt hat. Sie zeigt beispielsweise auf Leber 3. Dann ist das ihr VIP (very important point; das ist eine Besonderheit der Hypnoakupunktur) Punkt. Ich ersuche sie, diesen Punkt 2 -3x pro Tag etwa eine Minute lang kräftig zu drücken und zu massieren.

Das ist natürlich nur ein Beispiel. Man kann auch jede andere Form der Einleitung benutzen und in der Suggestionsgestaltung hat jeder Therapeut natürlich völlig freie Wahl. Beispielsweise könnte man auch eine Stellvertetergeschichte wählen, zum Beispiel etwa so „Neulich traf ich meinen Freund/Cousin/Cousine/Bekannten/ wen auch immer, der hat mir von einer Wanderung erzählt, die er kürzlich in den Tiroler Bergen unternommen hat. Es ging zügig voran bis er plötzlich einen kleinen See erblickte und er schritt kräftig aus, um an diesen See zu gelangen. Die Sonne schien, das Wasser war warm, er zog sich aus und stieg in den See. Er spürte, wie das sanft plätschernde Wasser seinen ganzen Körper umschmeichelte als er plötzlich merkte, dass es heilendes Wasser war und er verpürte unendliches Wohlbehagen…" Dieser Freund muss auch gar nicht unter Schmerzen leiden, das Unbewusste weiss, worauf es ankommt, nämlich einfach nur Wohlbehagen zu spüren. Das kann man dann noch weiter ausmalen mit Sätzen, in denen die Wörter Wohlbehagen, Kraft, Urvertrauen, so angenehm, so entspannt, so frei etc. möglichst oft vorkommen, ohne auf das Befinden der Patientin einzugehen. Diesen indirekten Suggestionen kann das Unbewusste der Patientin keinerlei Widerstand entgegensetzen, da es ja nicht direkt angesprochen wird. Ich wähle jedoch gerne Suggestionen, die die QIflüsse in den betroffenen Meridianen visualisieren, um einen möglichst synergistischen Effekt zwischen Hypnose und Akupunktur zu erzielen.

FALLBESCHREIBUNGEN

<u>Fall 1</u>

Der 45 jährige Patient stellte sich in meiner Sprechstunde vor, weil er schon seit längerer Zeit unter Schmerzen im Rücken litt, die in das linke Gesäss und weiter auf die Rückseite des linken Oberschenkels bis hin zur Kniekehle, ausstrahlten. Eine strukturelle Ursache für diese Schmerzen habe man, abgesehen von mässigen degenerativen Veränderungen in der MRT Untersuchung der Lendenwirbelsäule nicht gefunden. Er kommt auf Empfehlung einer von mir behandelten Patientin zu mir. Er ist ledig und lebt bei seiner Mutter. Seine Schmerzen hatten sich massiv verstärkt, als einige Wochen vor seinem Erscheinen in der Sprechstunde seine Mutter eine Krebsdiagnose bekam. Da er ein sehr inniges Verhältnis zu seiner Mutter hat, hat ihn dies naturgemäss zutiefst erschüttert.

Sein Vater sei bereits gestorben. Er habe 4 Geschwister, eine Schwester und drei Brüder, mit denen er ein gutes Verhältnis habe. Das Verhältnis zu seinem Vater sei recht angespannt gewesen. Ein besonderes Naheverhältnis zu seinem Vater habe nie bestanden, umso mehr aber zu seiner Mutter.

In seiner Kindheit und Jugend habe er unter Dermatotillomanie gelitten. Darunter versteht man einen unwiderstehlichen Drang, ständig an seiner Haut herumzudrücken. Er erklärt das mit einer Unzahl an Pickeln, die er in seiner Jugend gehabt habe. Deswegen habe er auch erhebliche Schwierigkeiten mit dem Umgang mit Frauen gehabt. Obwohl er längst keine Pickel mehr habe, bestünde noch immer dieses Problem mit Frauen.

Seit vielen Jahren bestünde neben den Schmerzen eine extreme Unruhe. Er habe das Gefühl, man würde ihm den Boden unter den Füssen wegziehen. Er habe auch ständig Angst, deren Ursache er bis zur Krebsdiagnose seiner Mutter nicht näher begründen kann. Seit dieser Diagnose habe er verständlicherweise sehr grosse Sorge um seine Mutter. Sollte sie sterben, wäre das für ihn ganz schlimm.

Die physikalische Untersuchung ergab einige Druckdolenzen in der Gesässmuskulatur und in den Rückenstreckmuskeln. Die Beine zeigten keine Auffälligkeiten hinsichtlich Berührungsempfindung und Kraft.

TCM Diagnose

Nieren Hitze mit überschiessendem Nieren Yang wegen Beeinträchtigung des Nieren YIN, dadurch relatives Überschiessen von NierenYANG. Störung im Element Erde mit grosser Sorge um seine Mutter, überschiessendes HerzYANG.

Die erste Sitzung nahm zweieinhalb Stunden in Anspruch. Ich erklärte ihm nach der Anamneseerhebung und physikalischen Untersuchung, dass gemäss dem biopsychosozialen Schmerzmodell bei ihm der psychische Teil dieses Modells den grössten Anteil an seinen Schmerzen habe. Eine Hypnose sei daher, neben der somatischen Therapie, sehr wichtig, um eine anhaltende Beschwerdefreiheit oder zumindest eine Verminderung seiner Schmerzen und mehr innere Ruhe zu gewinnen. Dies würde sich auch für seine Mutter sehr gut auswirken, da er trotz der grossen Sorge, die er für sie hege, sich mit mehr innerer Ruhe um sie kümmern könne. Das würde ihr sicher bei der Auseinandersetzung mit ihrer Krankheit sehr helfen.

Ich behandelte ihn in der ersten Sitzung mit Akupunktur alleine. Nach den Regeln der Balanceakupunktur lagen seine Schmerzen im Bereich des Blasenmeridians. Es waren also auf der Gegenseite Punkte im Nierenmeridian zu stechen. Ich stach Ni 3 und 4 weitere, kranial von N 3 gelegene druckdolente Ashi Punkte im Nierenmeridian. Ausserdem Le 3 und H 7, H 5. Diese Punkte balancieren sowohl den Blasenmeridian als betroffener Meridian bezüglich der Schmerzen und adressieren auch die Leber-und Herzproblematik. In seiner Jugend hat er wohl auch Störungen im Funktionskreis Lunge/Dickdarm gehabt, was sich in den von ihm geschilderten Hautunreinheiten gezeigt hat. Diese sind aber jetzt kein Thema mehr. Ich verzichte daher auf Nadeln im Lunge/Dickdarm Funktionskreis. MP 6 zur Stärkung der Milz wegen der grossen Sorgen.

Nach dieser ersten Sitzung war er bereits innerlich etwas ruhiger geworden. Die Schmerzintensität hatte sich deutlich vermindert von 7 auf 4 in der 1o teiligen Schmerzskala.

Als nächstes stand die Regressionshypnose an.

Elmaninduktion, hochtreiben des Gefühls Angst. Zurückgehen, er wird jünger und immer jünger, wir landeten bei dem erst wenige Wochen alten Patienten, der aus seinem Bett gefallen und unsanft auf dem Boden gelandet war (ISE). Er war ganz allein, niemand war im Zimmer, es war Nacht und es stieg namenlose Angst in ihm hoch. Diese Angst wurde nach den Regel der Regressionshypnose aufgelöst. Es folgten noch einige weitere Ereignisse, bei denen ebenfalls Angst und Unsicherheit im Spiel waren (SSE´s). Auch diese wurden sauber bearbeitet und schliesslich die Hypnose aufgelöst. Vor der Auflösung ging er noch mehrmals durch diese Situationen, ohne die ursprünglichen negativen Gefühle wieder zu finden. Auf eine Vergebung der Mutter habe ich verzichtet, da er ohnehin nur die positivsten Gefühle seiner Mutter gegenüber hat. Der Blick in den Spiegel blieb ihm aber nicht erspart. Er musste sich vergeben, dass er sich all die Jahre von seiner Angst hat quälen lassen und von seinem Irrglauben, nicht gut genug zu sein.

Nach dieser Sitzung war aus dem Patienten ein anderer Mensch geworden. Natürlich blieb die Sorge um seine Mutter weiter bestehen, aber diese namenlose Angst und innere Unruhe blieb weg.

Die Schmerzen waren noch nicht vollständig behoben. Also noch zwei Sitzungen mit Suggestionshypnose, Akupunktur und Faszientherapie am ganzen Oberkörper.

Abschliessende Faszientherapie und Hypnoakupunktur

Ich verwendete diesmal Le 2 statt Le 3, B60, dazu noch MP6 (Sorge entspricht dem Funktionskreis Milz/Magen), LG 20 mit 4 Götter. N 3, 6, 7 und H7.

Bei liegenden Nadeln Induktion der Hypnose nach Elman, entsprechende Vertiefung, bis ausreichender Somnambulismus hergestellt war. In der Hypnosearbeit habe ich Suggestionen gesetzt. *„Und du magst dich nun in einer wunderschönen Landschaft wiederfinden, sonnendurchflutet, mit den Düften von wohlriechenden Blumen, oja, du atmest diese Düfte tief ein und du merkst mit jedem Atemzug, den du nimmst, wie du immer ruhiger und ruhiger wirst und wie du deinen Blick umherschweifen lässt, siehst du nicht weit von dir einen Baum stehen in der Mitte einer Wiese, einen mächtigen Baum, der weit in den Himmel ragt, mit mächtigen Ästen und dicken Wurzeln, die ganz tief und fest in der Erde verankert sind und du fühlst dich von diesem Baum magisch angezogen, ja, es zieht dich förmlich hin zu diesem Baum und du magst mit mächigen Schritten und schwingenden Armen hin zu diesem Baum schreiten, ja du gehst barfuss über das warme Gras und dabei spürst du, wie von der Erde ein Strom von Kraft, von Energie über deine Fußsohlen in dich einströmt (Erdung Milz/Magen), du gehst kraftvoll (Kraftvolle Bewegung bringt das Leber QI zum Fliessen), lässt deine Arme weit ausschwingen und sowie du den Baum erreicht hast, magst du ein geradezu unwiderstehliches Bedürfnis verspüren, diesen Baum zu umarmen, seine harte, warme Rinde zu spüren und du breitest deine Arme weit aus und so weit deine Arme reichen umspannst du den Stamm dieses Baumes, ja, du presst deinen gesamten nackten Körper fest an diesen Baum und früher oder später magst du spüren, wie von den Wurzeln dieses uralten Baumes, der schon vielen Stürmen, ja Orkanen getrotzt hat, eine kraftvolle Energie in den Stamm hochsteigt und über den Stamm dieses Baumes nun deinen Körper betritt und Energie ist gleich Information und ja, du spürst, wie diese Information der Gesundheit, der Kraft, des Urvertrauens nun in deinen Körper eindringt und jetzt jede einzelne deiner Milliarden Zellen bis hinein in jeden Zellkern, ja in jedes Molekül, ja bis in jedes Atom hinein dringt und sie mit der Information Gesundheit, Freiheit, Kontrolle über jegliches Unwohlsein versorgt...“*, ich ziehe jetzt die Nadeln zwecks Fraktionierung, *„...*

und während dich diese energetischen Informationen weiter durchströmen, möchtest du dich jetzt umdrehen und deinen Rücken fest an diesen Baum drücken , damit diese hochenergetischen Informationen der Heilung auch über den Blasenmeridian deinen ganzen Rücken durchströmen können." Anschliessend Auflösen der Hypnose.

Nach dieser Sitzung ging es dem Patienten ausgezeichnet, er war frei von jeglicher Symptomatik, sodass wir auf eine, ursprünglich geplante, weitere Therapiesitzung verzichten konnten. Bei einer Kontrolluntersuchung nach 6 Monaten keine Änderung.

Fall 2

Anamnese

Die 61 jährige Patientin kommt über eine Internetrecherche zu mir in die Sprechstunde. Sie leidet seit vielen Jahren unter Schmerzen im Bereich der Lendenwirbelsäule beidseits, aber rechts deutlich stärker als links und mit Ausstrahlung auf der rechten Seite in das Gesäss.

Sie kommt im Rollstuhl sitzend in die Praxis. Sie kann aber vom Rollstuhl aufstehen und ohne Unterstützung gehen. Dabei fällt eine massive Gangstörung auf. Die Füsse sind beim Gehen nicht nach vorne gerichtet, sondern zeigen zur Mitte hin. Einem Bericht einer Rehaklinik ist zu entnehmen, dass man die Diagnose einer fixierten Dystonie beider Füsse mit Klumpfuss-Stellung gestellt hat. Unter einer Dystonie versteht man unwillkürliche Verkrampfungen der Skelettmuskulatur. Die Ursachen sind nicht bekannt. Genetische und Umweltfaktoren sollen eine Rolle spielen. Ausserdem wurde in der Rehaklinik röntgenologisch ein alter Bruch des 12. Lendenwirbelkörpers festgestellt. Eine rezidivierende depressive Störung wurde ebenso diagnostiziert und auf stattgehabte beidseitige Lungenembolien im Jahre 2008 hingewiesen. Seither bekommt sie einen Blutgerinnungshemmer (Marcumar).

Sie hat mit 30 Jahren nach einer Lungenentzündung zum ersten Mal eine Lähmung beider Beine gehabt, die sich nach zwei Wochen wieder zurückgebildet hat. Vor 10 Jahren hatte sie während eines Urlaubs zum zweiten Mal eine schwere Schwäche in den Beinen bekommen, diesmal zusätzlich Gleichgewichtsstörungen. Im Laufe von 6 Monaten hat sich ihr Zustand langsam zurück gebildet.

Die derzeitige neuerliche massive Gangverschlechterung mit gleichzeitiger Verstärkung ihrer rechts betonten Rückenschmerzen besteht nun seit zwei Jahren und nimmt immer mehr zu. Sie sieht einen Zusammenhang zwischen dieser Symptomatik und einer durchgemachten schweren Coronainfektion.

Sie bezieht aufgrund ihrer Krankheit eine IV Rente, arbeitet aber zusätzlich in einer geschützten, für IV Rentner vorgesehenen Werkstatt.

Kindheit und Jugend

Sie hat einen Bruder, der 1 Jahr älter ist als sie. Mit ihrem Vater kam sie gut aus. Das Problem war nur, dass er von Berufs wegen sehr selten zu Hause gewesen war. Er verstarb vor einigen Jahren an Magenkrebs.

Mit der Mutter hat sie bis heute ein sehr schlechtes Verhältnis. Sie habe von Anfang an immer ihren Bruder bevorzugt und sie immer herunter gemacht. Die Mutter hätte sich immer gewünscht, dass ihre Tochter ein „damenhaftes" Verhalten an den Tag lege. Dazu war sie aber nie bereit gewesen, weil sie eben nun einmal nicht damenhaft sei. Später hat die Mutter sie zwingen wollen, ihre eigenen beiden Söhne, 2 und 4 Jahre alt, in ein Pflegeheim zu geben. Dieses Ansinnen hat sie wütend abgelehnt.

Sie hat 6 Jahre Primarschule und 2 Jahre Sekundarschule besucht. In der Schule hatte sie immer viel lernen müssen, um den Anforderungen gerecht zu werden.

Erwachsenenalter

Sie ist zum zweiten Mal verheiratet. Vom ersten Mann liess sie sich 1998 wegen dessen Gewalttätigkeit ihr gegenüber scheiden. Er verstarb im Jahr 2000. Ihren jetzigen Mann hat sie vor einigen Jahren geheiratet. Die Ehe laufe auch nicht ganz so gut, weil sich ihr Mann zu wenig am Haushalt beteilige. Ausserdem sei er eifersüchtig auf ihre Söhne.

Diagnose

Störungen im Funktionskreis Leber/Galle mit Wut und Störungen im Muskel/Fasziensystem (Dystonie) und im Funktionskreis Niere/Blase mit Rückenschmerzen und Essenzstörungen (Verkrümmung der Fussgelenke). Diese Nieren YIN Schwäche ist womöglich bereits konstituionell vorhanden und hat sich später verstärkt durch die bereits in der Kindheit vorhandenen Probleme mit der Mutter, die als Dauerbelastung zu einer zunehmenden Essenzverminderung der Niere geführt hat. Dadurch kann die Niere ihr Kind, die Leber nicht mehr ausreichend ernähren, was schliesslich zu der ausgeprägten Störung im Funktionskreis Leber/Gallenblase geführt hat mit Leber Qi Stagnation Verkrampfung der Muskulatur und Faszien sowie der zur Leber gehörenden Emotion Wut.

Therapie

Auf meine Frage, was sich durch die Therapie ändern solle, erklärt sie:

    1.) Weniger Schmerzen

    2.) Besser laufen

    3.) Ausgeglichenheit und innere Ruhe

Ich erkläre ihr in einem langen Vorgespräch sehr ausführlich die Hypnose. Wir starten sodann eine erste Hypnosesitzung mit gleichzeitiger Akupunktur:

Gestochene Punkte: M 36 (grosser Heiler der Beine), Le 3 (Leber Qi Stagnation), LG 20 und 4 Götter. G34 (Meisterpunkt der Sehnen und Muskulatur) N 3, 7, 6(zur Stärkung der Nieren und Beruhigung der Psyche), Lu7 (zur Verteilung des QI) Einleitung mit einer modifizierten Elmaninduktion, vertiefen durch mehrmaliges Armheben und weiterer Vetiefung, um einen ausreichenden Somnambulismus zu erreichen: *„Auf einer 10 stufigen Treppe gehst du mit jeder Stufe immer tiefer und tiefer in diesen wunderbaren Zustand der tiefen Entspannung, auch das Geräusch der Wärmelampe verhilft ihr dabei immer tiefer und tiefer zu gehen…"* Sie kommt in einen sehr schönen, tiefen Trancezustand.

Anschliessend Trancearbeit mit SUGGESTIONEN: *„und während du immer tiefer und tiefer gehst, magst du spüren, wie dich Energie, die zugleich Information ist, durchströmt, wie diese Information der Heilung über die winzigen Öffnungen durch die Akupunkturnadeln als Teil der universellen Energie, gewissermassen als Geschenk des Universums an dich, als universelle Information der Heilung, die dir das Universum über deine eigenen Energiekanäle zukommen lässt, bis in jede einzelne deiner Milliarden Zellen, bis in jeden Zellkern, ja bis in jedes Molekül, sogar bis in jedes Atom fliesst und dich mit allem versorgt, was du für deine Heilung benötigst. Denn du bist es wert, dass du diese Information erhältst, ja du bist wertvoll, du bist einzigartig, es gibt dich nur einmal unter über 4 Milliarden Frauen, die derzeit diesen Planeten bevölkern…du bist der wichtigste Mensch in deinem Leben…du bist der wichtigste Mensch in deinem Leben… du bist der wichtigste Mensch in deinem Leben… du bist es wert, dass die heilende Information dein ganzes Unwohlsein in deinem Rücken auflöst und mit ihrem Strom einfach aus deinem Körper heraus schwemmt…und mit jedem Atemzug spürst du immer mehr und mehr wie dieser stetige Energie-und Informationsstrom dein aufgelöstes Unwohlsein ganz einfach aus deinem Körper schwemmt und wie es aus dem Punkt des Magenmeridians (dabei werden die M 36 Nadeln stimuliert)*

herausströmt und gleichzeitig reine Information über deinen Lebermeridian
(dabei wird Le 3 stimuliert) *ungehindert und frei nach oben fliessen kann, wo
es dein Lungenmeridian* (Bewegen der Nadel in Lu 7) *wieder zu deinem Wohle
so verteilen kann wie es für dich gut ist während zur selben Zeit über deinen
obersten Scheitelpunkt und über die von 4 Göttern dir geschenkten Öffnungen*
(jetzt kurze Stimulation von LG 20 und den 4 Götternadeln) *ebenfalls neue,
reine, kraftvolle heilende Information eintritt und nach unten fliesst wo sie sich
mit der von unten kommenden Energie vereint und dir so von allen Seiten diese
heilende Kraft zuteil wird... so magst du nun spüren, wie du immer stärker und
stärker wirst, wie eine tausend Jahre alte Eiche tief in der Erde verwurzelt, du
immer mehr Urvertrauen bekommst, welches das Universum dir schenken mag,
ganz einfach weil du es zu schätzen weisst, dieses Geschenk vom Universum zu
bekommen und du jetzt, eingebettet in diesen universellen Energiestrom, ganz
einfach in diesem Strom baden kannst als Teil von diesem Strom... und wenn ich
jetzt gleich die Nadeln aus den Öffnungen zu deinen persönlichen
Energiekanälen herausziehe, dann bleiben winzige, von aussen unsichtbare
Öffnungen zurück, durch die dieser stetige heilende Informationsstrom dich
auch nach Auflösen dieser Hypnose weiter durchströmen kann* (ich ziehe die
Nadeln heraus)... *ja genau...so magst du jetzt deine rechte Daumenspitze und
Zeigefingerspitze aneinander legen, sodass sie gemeinsam einen Ring bilden*",
ich lege auf der rechten Seite die Zeigefinger-und Daumenspitzen der Patientin
aneinander) „ *und noch einmal dieses herrliche Gefühl wahrnehmen, wie du
eingebettet in diesen universellen Energiestrom du mit Siebenmeilenstiefeln
deiner Heilung entgegen strebst und dieser Strom bleibt auf immer in dir* ", ich
öffne den Ring wieder " *und jedes Mal, wenn du einen neuen, starken Schub
von heilender Energie benötigst, brauchst du rein gar nichts zu tun, nur dich in
einen bequemen Stuhl setzen oder dich hinlegen, die Augen schliessen und
Daumen und Zeigefinger aneinander legen... ja genau so... nichts weiter... du
bist wieder ganz Teil des universellen Energiestroms...und so kannst du*

langsam, so wie es für dich in Ordnung ist, wieder gestärkt, voller Energie und zugleich mit dir im Reinen und inneren Frieden in das Hier und Jetzt zurückkehren während ich bis fünf zähle..." Anschliessend Auflösen der Hypnose.

Nach der Sitzung ist die Patientin müde, aber vollkommen schmerzfrei. Sie erzählt, dass sie während der Sitzung ihre Füsse intensiv gespürt habe, was leicht schmerzhaft gewesen sei, aber dennoch kein Krampf. Sie kann aufstehen und etwas weniger verkrampft, wieder zu ihrem elektrischen Rollstuhl gehen, um damit nach Hause zu fahren. So etwas hätte sie noch nie erlebt, sie freue sich jetzt auf ihr Bett, denn sie sei müde.

Ich frage sie, welchen Punkt sie während der Hypnose und jetzt im Wachtzustand, noch immer spüre. Sie zeigt auf Le 3. Ich erkläre ihr nun, dass es wichtig sei, in nächster Zeit diesen Punkt 2-3x täglich intensiv zu reiben. Das sei nämlich ein für sie ganz wichtiger Punkt, ihr persönlicher VIP Punkt.

2. Sitzung

Die zweite Sitzung ist wenige Tage nach der ersten Sitzung anberaumt. Die Schmerzen seien kaum bis gar nicht mehr vorhanden. Heute würde sie Wut verspüren. Das sei schon seit gestern so. Wut auf ihren Mann, weil er wieder einmal sich viel zu wenig an der Hausarbeit beteiligt habe. Sie verspüre aber auch eine Wut auf sich selbst, sie fühle sich bei der Arbeit unterfordert, sie könne doch so viel mehr machen und vor allem etwas anderes machen als immer nur Bändel schneiden

- „Irgendetwas brodelt in mir"

- „Ich muss immer perfekt sein"

- „Ich fühle mich ungerecht behandelt und mir ist übel"

Ich frage sie, wie stark sie sich durch das, was in ihr brodelt, diese Wut auf einer Skala von 0 – 10 beeinträchtigt fühle.

Sie sagt, 7 – 8.

Wie soll es sich anfühlen?

- „Ich möchte meine innere Ruhe finden".

Da sie beim ersten Mal schon einen sehr schönen, tiefen Somnambulismus erreicht hat, entschliessen wir uns, heute eine Regressionshypnose zu machen. Ich erkläre ihr, dass wir uns heute auf die Suche nach den Wurzeln ihrer Wut, ihres Gefühls, immer perfekt sein zu müssen, überhaupt, ihrer schlechten Gefühle, machen werden. Diesmal sei ich aber, im Unterschied zu der ersten Sitzung, ganz auf ihre Mithilfe angewiesen. Wir würden diesmal miteinander reden und schliesslich gemeinsam herausfinden, woher das alles kommt. Sie muss es nur einfach zulassen, so wie wir es schon vor der ersten Sitzung im Hypnosevorgespräch genau besprochen haben. Ja, das werde sie sehr gerne zulassen, sie freue sich schon auf die Sitzung. Vor Einleitung der Hypnose erkläre ich ihr, dass wir auch diesmal nicht auf die universellen, heilenden Energieströme verzichten werden. Ich akupunktiere diesmal, ausnahmsweise, entgegen meinen Regeln, auch bei der Regressionssitzung. Ich nadele dieselben Punkte wie bereits bei der ersten Sitzung, aber zusätzlich noch Di 4 und Di 11 auf der rechten Seite, um einerseits die aufgestaute Wut auszuleiten (über Di 4 kann man viele überschiessende Gefühle ausleiten) und sie gleichzeitig energetisch mit positiven Gefühlen aufzuladen. Ausserdem noch H7 rechts zur Stärkung der Herz/Nierenachse. Die linke Hand und den linken Arm lasse ich frei, um in der Hypnose ungehindert den linken Arm heben zu können. Vor der Einleitung klären wir noch, in welcher Naturszenerie sie sich am wohlsten fühlt. Es kommt ohne Nachdenken SANDSTRAND.

Wieder Einleitung mit der modifizierten Elmaninduktion, nach dem Motto *never change a winning team*, Vertiefung mit der 10 stufigen Treppe. Von der letzten Stufe steigt sie direkt auf einen Sandstrand… *"und du fühlst jetzt den weichen Sand unter deinen Füssen während die warmen Sonnenstrahlen deinen Körper angenehm wohlig erwärmen…und während du so gehst, ganz langsam, Schritt für Schritt, fühlst du dich magisch zum Meer hingezogen… und während du langsam… Schritt für Schritt auf das Meer zuschreitest, spürst du den warmen Sand auf deinen Fusssohlen und zwischen den Zehen und du lauscht dem sanften Plätschern des Wassers… und du riechst die salzige Meeresluft und spürst die warmen Sonnenstrahlen auf deiner Haut… und jetzt taucht nur ein paar Schritte noch… eine ganz bequeme Liege, ein Strandkorb oder was immer du möchtest auf und vielleicht möchtest du weiter gehen bis zu dieser Liege und dich hinein legen .. sehr gut, du machst das hervorragend… du bist jetzt hier, weil du deine innere Ruhe finden möchtest… dafür ist es notwendig, dass du dieses Gefühl… dieses Gefühl der Wut… dieses Gefühl, immer perfekt sein zu müssen, hochkommen lässt… lass es kommen… zurück zurück… "*

Wir landen bei der 5 Jährigen, die von ihrer Mutter ausgeschimpft wird. Die Grosse wird zu Hilfe gerufen, die Mutter kommt auf den Stuhl. Sie kann der Mutter vergeben. Es kommen später noch zwei SSE`s, die aufgelöst werden. Grauer Raum, Schlusspladoyer meinerseits. Die Hypnose wird aufgelöst, sie fühlt sich frisch und herrlich entspannt.

Es folgen noch zwei Akupunktursitzungen mit manualmedizinischen Massnahmen, vor allem an den Beinen, kombiniert. Sie ist völlig schmerzfrei und kommt zuletzt, zwar gehbehindert, aber ohne Rollstuhl.

Einige Wochen später ruft sie mich an, sie wolle wieder eine Sitzung. Ich frage: *"Wieder Schmerzen?"* Sie verneint. Es ginge wieder um ihre Wut. Die sei wieder gekommen, zwar nicht mehr so stark wie früher, aber es nerve sie unheimlich, dass ihre Mitarbeiter in der Werkstatt tun würden, was sie wollen, sie kämen unpünktlich zur Arbeit und wenn sie ausnahmsweise pünktlich seien, würden sie sich mindestens eine Viertelstunde hinsetzen und Kaffee trinken und sich dabei allen möglichen unnötigen Tratsch erzählen, während sie sich streng an die Arbeitszeiten halten und immer alles ordentlich erledigen würde. Ich war einigermassen unglücklich. Nicht sauber gearbeitet? Nach reiflicher Überlegung kam ich zu dem Schluss, dass es ein Fehler war, gleichzeitig mit der Regressionssitzung eine Akupunktur zu machen. Die Akupunktur hat möglicherweise ein wirklich ausreichendes Hochkommen der unliebsamen Gefühle verhindert.

Es erfolgt eine weitere Regressionssitzung, es wird wieder über das Gefühl Wut in die Altersregression gegangen. Diesmal landen wir bei der 2 jährigen Patientin, die von ihrer Mutter in ein Zimmer eingesperrt worden sei. Auf die Frage, wie sie sich dabei fühle, antwortet sie: Hilflos und im Stich gelassen. Auf die Frage, ob sie dieses Gefühl schon kenne, antwortet sie, ja, das kenne sie schon. Es kann sich also nicht um den ISE handeln. Wir müssen also weiter zurück gehen. Ich habe eigentlich erwartet, dass sie im Mutterleib landet, aber nein, sie landet in einem früheren Leben. Sie ist an einen Pfahl gebunden, darum herum viel Holz geschichtet und viele Leute herum, die sie beschimpfen. Ich frage sie, wie alt sie ist, wie sie heisst und warum man sie dorthin gestellt habe. Sie antwortet, ohne eine Sekunde zu zögern, sie heisse Annabelle, sei 35 Jahre alt und man habe sie an den Pfahl gebunden, weil sie dem Dorfvorsteher, der sie immer nur ausgebeutet und ihr schliesslich das letzte Geld aus der Tasche gezogen habe, gehörig die Meinung gesagt und sich geweigert habe, sich weiter ausnehmen zu lassen. Der habe sie daraufhin bei den Behörden angezeigt und so sei sie auf den Pfahl gekommen und solle jetzt verbrannt werden. Es würden viele Menschen herumstehen, die sie beschimpfen würden. Wie fühle sie sich dabei? Sie habe Angst und sei zugleich wütend. Warum wütend? Weil sie das Maul nicht habe halten können.

In so einem Fall kann man natürlich nicht, mit welchen Mitteln auch immer, die Gefühle auflösen und die Patientin dann im lodernden Feuer völlig entspannt, verbrennen lassen. So etwas ist nicht einmal in der Trancelogik machbar. Wohl aber kann man in der Trance eine Ersatzgeschichte erfinden. Ich sagte ihr, sie solle sich genau umsehen, dabei würde sie in der Menge vielleicht jemanden erkennen können, der sich nicht an den Beschimpfungen beteilige, sondern sie vielmehr mit einer Mischung aus Mitleid und Schuldgefühl ansehen würde (Innerer Helfer). Sie möge sich umsehen. Dann würde sie früher oder später, auf jeden Fall noch bevor der Scharfrichter das Holz anzünden würde, diesen Mann sehen. Sie sieht nach kurzer Zeit diesen Mann. Wie sieht denn dieser Mann aus? Es sei ein älterer Mann mit grauen Haaren. Sie solle doch diesem Mann sagen, dass sie ihm ansehen würde, dass er auch mit der Obrigkeit überhaupt nicht zufrieden sei und sie am liebsten aus dem Dorf jagen würde. Genauso würde es auch den anderen Leuten gehen. Sie getrauen sich nur nicht, gegen den Dorfvorsteher vorzugehen, weil es ihnen ansonsten so ergehen würde wie ihr. *„Und damit du dies in Ruhe tun kannst, gebe ich dir einen Augenblick der Stille und der Ruhe. Und wenn du ihm alles gesagt hast, zeigt du mir das, indem du deinen linken Zeigefinger kurz bewegst".*

Nach ein paar Sekunden hebt sie den Zeigefinger. *„Und was hat er gesagt?"*

Patientin: *"Er hat gesagt, ich bin mutig. Er will genauso mutig sein."*

Therapeut: *„Und was hat er zu den anderen gesagt?"*

Patientin: *" Er hat gesagt, wir lassen uns das nicht mehr gefallen."*

Therapeut: *"Was haben die Leute gesagt?"*

Patientin: *„Die waren ängstlich, aber schliesslich haben sie ihm recht gegeben."*

Therapeut: *"Und was geschah als nächstes.?"*

Patientin: *„Er hat auf die Menschen eingeredet und dann ist er zu mir hoch gestiegen und hat mich losgebunden."*

Sie gehen nun alle zusammen zum Haus des Dorfvorstehers und jagen ihn davon. Auf die Frage, wie sich das anfühle, zögert sie ein wenig und sagt dann, es würde sich gut anfühlen. Ich frage sie, warum nur gut und nicht sehr gut. Sie sagt, weil nicht alle Leute mitgekommen sind. Ich greife jetzt zu einem aus der EMDR entnommenen Trick. Ich fordere sie auf, das Gefühl der Angst und der Wut noch einmal so richtig hochkommen zu lasssen, dabei aber in tiefer Trance zu verbleiben, die Augen zu öffnen und meinen Fingern nachzuschauen. Sie macht das. Ich bewege rasch den emporgereckten Zeige-und Mittelfinger meiner linken Hand von links nach rechts und wieder zurück. Die Bewegung erfolgt 30 mal hin und her. Dann sage ich: *„Schliesse deine Augen wieder und gehe tiefer und tiefer."* Ich frage sie wieder, wie es sich anfühlt. Sie sagt: *" Besser."* Wir wiederholen den Vorgang nochmals. Dann fühlt es sich sehr gut an. Dann legen wir Annabelle noch auf ihr Sterbebett, wo sie gleich eines natürlichen Todes sterben wird und ins Licht gehen darf. Auf die Frage, welche Lehre sie aus diesem Leben gezogen habe, antwortet Annabelle, man solle nicht das Muhl (das ist schweizerisch und heisst Maul) halten, wenn einem Unrecht geschehe. Auf die Frage, ob es Mitmenschen gäbe, die einem helfen würden, wenn es hart auf hart gehen würde, antwortet sie, ja. Ich frage noch, ob es Sinn macht, auf seine Mitmenschen zuzugehen, sie zu nehmen wie sie nun einmal sind, sich nicht daran zu stossen, dass man selbst manche Eigenheiten von Mitmenschen nicht unbedingt gutheissen mag. Sie sagt ohne zu zögern, ja das fände sie richtig. Annabelle darf darauf ins Licht gehen und wir gehen dann wieder vorwärts in der Zeit ins heutige Leben, lösen das Problem der zweijährigen auf, finden kein weiteres Ereignis mehr, reinigen das Unbewusste im grauen Raum von allem vielleicht verbliebenen Ungemach, lassen dann den Raum hell erstrahlen und lesen auf weissen Zetteln tolle Dinge wie Urvertrauen, Liebe, Zuversicht, Gleichmut, tiefen inneren Frieden, die sie alle selbst auf diese weissen Zettel geschrieben hat. Es folgt vor dem Auflösen der Hypnose noch das Abschlussplaydoyer meinerseits, in welchem ich ihr über Suggestionen mitteile, dass sie stark ist, und dass sie durchaus Wut haben dürfe, wenn diese am Platz sei, denn Wut ist ein Gefühl, das ebenso zu uns gehöre wie Liebe, Freude, Gleichmut… , aber diese Wut unter ihrer Kontrolle steht, dass sie überhaupt ab jetzt die Kontrolle habe über ihren Geist, ihren Körper, ihre Gefühle, aber jedes Gefühl ein Teil von ihr sei und daraus seine Daseinsberechtigung erwachse und dass es Menschen wert sind, auf sie zuzugehen, ihre Eigenarten zu akzeptieren wie man auch von ihnen erwarten darf, dass sie die eigenen Eigenarten ebenfalls akzeptieren, dass es in der Not immer irgendjemanden gibt, der einem hilft, dass man nie allein ist, dass es immer so zurück kommt wie man in den Wald hinein ruft etc…

Schliesslich Auflösen der Hypnose.

3. und 4. Sitzung

Es ging ihr nach dieser Sitzung sehr gut, keinerlei Schmerzen mehr. Sicherheitshalber und um auch somatisch ihre vormaligen muskulofaszialen Probleme zu bearbeiten, haben wir noch zwei Hypnoakupuntursitzungen (Suggestionen wie du bist auf einem Sandstrand und magst dich mit schnellen Schritten und schwingenden Armen dem Meer nähern und du magst dem in dir aufsteigenden Bedürfnis, dich in das warme Wasser zu legen, nachkommen und während du im warmen Wasser liegst und das sanft anflutende Wasser deinen ganzen Körper umspült, magst du plötzlich spüren, dass das kein einfaches Wasser ist, sondern heilendes Wasser, das deinen Füssen Leben spendet, so wie ursprünglich das Leben auch aus dem Wasser gekommen ist…) kombiniert mit manualmedizinischen myofaszialen Releasetechniken nach der Hypnose durchgeführt. Es werden wieder Akupunkturpunkte im Nieren-, Leber,- Blasen- Herz- und Lungenmeridian genadelt. Keine Schmerzen, innere Ruhe. Sie könne jetzt viel gelassener mit ihrer Mutter umgehen. Die Schwächen ihrer Mitarbeiter würden sie auch nicht mehr stören.

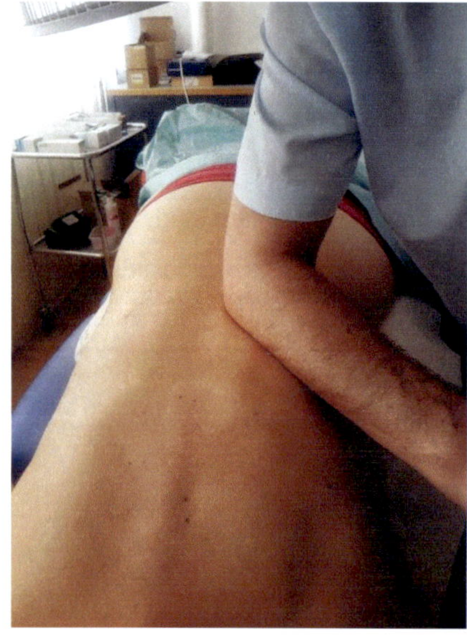

Manuelle myofasziale Therapie

Sie sagt, sie benötige im Augenblick keine weiteren Sitzungen mehr und würde sich wieder melden, sobald sie Bedarf hätte.

<u>Fall 3</u>

Es kommt auf Empfehlung einer anderen Patientin von mir eine 62 jährige Dame in meine Sprechstunde mit Schmerzen im linken Nacken, in der linken Schulter und im unteren Lendenwirbelsäulenbereich beidseits. Ihr Mann starb mit 40 Jahren an einem bösartigen Hautkrebs. Sie hat zwei erwachsene Töchter. Die eine ist mit ihrer Familie nach Griechenland ausgewandert, die andere lebt in einer glücklichen Partnerschaft in der Schweiz.

Sie ist Raucherin, raucht etwa 1 Päckchen Zigaretten pro Tag.

Sie hat jeden Tag Schmerzen im Nacken- und Lendenbereich. Das Ganze begann vor 4 Jahren bei einer anstrengenden Gartenarbeit in vorne über gebeugter Haltung. Die Schmerzen sind dumpf, teilweise stechend.

In der Kindheit hat sie viel zu wenig Liebe empfangen. Sie wurde sehr streng erzogen. Insbesondere die Mutter habe immer an ihr genörgelt und ihren Bruder bevorzugt.

Sie schläft schlecht, wacht immer wieder mit Schmerzen auf. Sie hatte ebenfalls nach Griechenland auswandern wollen und zu ihrer Tochter ziehen. Sie hatte deswegen schon ihr Haus verkauft. Dann kam ein Schlaganfall der Mutter dazwischen. Die Mutter sei zwar nicht mehr gelähmt, aber dennoch auf ihre Hilfe angewiesen. Obwohl es eigentlich ihrem Lebensentwurf entsprochen hätte, nach Griechenland zu ziehen, um dort einen geruhsamen Lebensabend im sonnigen Süden zu verbringen, ist sie dennoch trotz der schlechten Erfahrungen, die sie mit der Mutter in ihrer Kindheit, aber auch später noch, gemacht hätte, in der Schweiz geblieben Sie erwarb eine Wohnung, in der sie nun mit ihrer Mutter zusammen lebe. Innerlich sei sie auf ihre Mutter wütend, sei auch oft gereizt, fühle sich überfordert, es würde ihr alles zu viel werden.

1.Sitzung

BLANCEAKUPUNKTURA NACH Dr: Tan.

Betroffene Meridiane Blase, Dreifacher Erwärmer, Dünndarm.

Gestochene Punkte: N 3, MP 5, Le 4 plus 3 weitere Ashi zwischen Leber und Niere im Unterschenkel. Diese Punkte adressieren sowohl die Nacken-als auch die Lendenschmerzen.

LEERHYPNOSE mit tiefer Trance. Nach dieser Sitzung ist sie schmerzfrei und fühlt sich gut erholt.

2. Sitzung / Als nächstes Regressionshypnose

Elmaninduktion; tiefer Somnambulismus, ISE: zwei Jahre alte Patientin, allein im Zimmer, sie fühlt sich hilflos, alleine.

Frage des Therapeuten: *„Warum rufst du deine Mutter nicht? "*

Patientin: *„Weil sie dann wieder schimpft. "*

Wir holen also die erwachsene, weise, erfahrene Patientin, die ihr alles erklärt, was sie in dieser Situation wissen muss, dass sie nämlich diese Situation gut überstanden hat, dass es völlig normal ist, dass sich ein 2 jähriges Kind einsam und verlassen fühlt, wenn es allein in einem Zimmer ist, aber dass sie später zu einer tatkräftigen Frau voller Urvertrauen und der Fähigkeit, Empathie zu fühlen, heranwachsen wird und dass sie ja ab nun sie, die Erwachsene tief in ihrem Herzen bei sich haben wird. Und die Erwachsene nimmt sie hoch, drückt sie an die Brust und gibt ihr sooo viel Liebe und diese Liebe strömt zwischen den Herzen der Erwachsenen und der Kleinen hin und her… die Mutter kommt auf den Stuhl, die Patientin sagt ihr, was sie ihr schon immer sagen wollte, am Ende kann sie der Mutter vergeben, nachdem der Therapeut ausführlich erklärt hat, was Vergebung bedeutet, dass sie nämlich keineswegs das lieblose Verhalten gutheissen muss, dass es lediglich bedeutet, sich selbst endlich von der Vergangenheit frei zu setzen. Dann Spiegel. Die Patientin muss sich selbst vergeben, dass sie sich so lange von der Vergangenheit hat quälen lassen, dass sie sich so viel hat gefallen lassen. Es kommt kein SSE. Daher grauer Raum wo noch versteckte Reste von schlechten Dingen auf die roten Zettel geschrieben werden, die dann abgerissen und in das tiefe Loch geworfen werden, das sich schliesst, sobald in dem nun strahlend weissen Raum weisse Zettel erscheinen auf denen gute Dinge stehen wie Gleichmut, Urvertrauen, Kraft, Zuversicht Freiheit, Kontrolle über alles Unwohlsein… nach dem Abschlussplaydoyer mit viel positiven Suggestionen Auflösen der Hypnose.

Nachher hat sie Schmerzen sehr geringer Intensität von VAS 3 auf der 10 teiligen Schmerzskala und sie fühlt sich wohl. Eine 100%ige Schmerzfreiheit war nicht zu erreichen, da in den nächsten Wochen wegen einer Schulterpathologie noch eine Schulteroperation anstand.

3. Sitzung

Sie fühlt sich viel besser. Schmerzen VAS 5 (Schulter). Sie kann zwar mit ihrer Mutter jetzt viel besser umgehen, ihr eigenes Unbehagen hat aber wieder etwas zugenommen. Atemprobleme

TCM Diagnose: Nieren YIN Mangel durch die lange Vorgeschichte, Lungen YIN Mangel (Rauchen), Niere kann Kind Leber nicht mehr ausreichend nähren, Leber YIN Mangel, dadurch überschiessendes YANG mit Leber Qi Stagnation, dadurch Behinderung des Abstiegs von Lungen QI, welches durch das Rauchen noch verschärft wird.

AKUPUNKTUR

N 3, 7, Le 3, Lu 7, PC 6, KG 17, LG 20

HYPNOSE

Einleitung mit modifizierter Elman.

TRANCEARBEIT: Suggestionen *"...du magst nun eine wunderschöne Landschaft betreten mit Bergen, nicht allzu hoch, du magst den Duft der Blüten von der Bergwiese riechen und du ziehst die reine, herrlich duftende Bergluft tief in deine Lungen... und viele Leute verspüren beim Anblick dieser Wiesen und der Berge unbändige Lust sich zu bewegen und vielleicht magst auch du diese Lust in dir verspüren, mit kraftvollen Schritten und schwingenden Armen dich vorwärts zu bewegen... dabei mag es gut sein, dass während du so kräftig ausschreitest, du plötzlich zu einem kleinen Teich kommst an dem du gerne anhalten möchtest... vielleicht möchtest du deine Schuhe und Strümpfe abstreifen und deine Füsse in das Wasser halten und während das Wasser an deine Füsse plätschert mag es sein, dass du merkst, wie heilende Energie vom Wasser in deine Füsse eindringt und hoch steigt und immer höher steigt und diese heilende Energie schliesslich deinen ganzen Körper erfüllt, jede einzelne*

*Zelle deines Körpers, deines Gehirns und zugleich jegliches Unwohlsein aus
deinem Körper fliesst...etc."*

Nach dieser Sitzung ist sie bis auf leichte Schmerzen in der Schulter (VAS 2)
vollkommen beschwerdefrei und ruhig.

Wir schliessen die Behandlung vorläufig ab. Sie meldet sich bei Bedarf wieder.
Bislang hat sie keinen weiteren Behandlungsbedarf angemeldet. Die letzte
Sitzung liegt bei Abschluss dieses Manuskriptes drei Monate zurück.

Fall 4

Die 56 jährige Patientin kommt über Zuweisung ihres Hausarztes in meine
Sprechstunde. Es bestehen seit vielen Jahren Kreuzschmerzen im unteren
Bereich des Rückens am Übergang von der Lendenwirbelsäule in das
Kreuzbein.

Der neurologisch-manualmedizinische Befund zeigt hinsichtlich ihrer
Beweglichkeit einen erfreulichen Befund. Bei der Prüfung des
Finger/Bodenabstands erreicht die Kuppe der ausgestreckten Mittelfinger
mühelos das Niveau der Sprunggelenke. Kein Aufrichteschmerz, kein
Vorlaufphänomen. Die paramedianen lumbalen, segmentalen Irritationszonen
sind beidseits nicht druckdolent. Die Spannung des Rückenstreckers ist
beidseits leicht erhöht. Es findet sich lediglich ein mässig aktiver Triggerpunkt
im Musculus glutaeus medius und maximus rechts. Es finden sich unauffällige
Nervendehnungszeichen (Laseque und Slumptest beidseits negativ.). Die Beine
zeigen ebenfalls einen regelrechten Befund hinsichtlich Sensibilität, Motorik
und Reflexverhalten.

Ihr Vater ist bereits gestorben. Die Mutter lebt noch. Von Beruf ist sie
Religionslehrerin. Religion spielt eine grosse Rolle in ihrem Leben, sie glaubt
fest an Gott. Mit dem verstorbenen Vater hatte sie ein sehr gutes Verhältnis,
ebenso mit ihren 3 Geschwistern. Die Mutter war sehr dominant in ihrer

Kindheit und Jugend. Sie selbst hat drei erwachsene Kinder im Alter von 25, 26 und 28 Jahren, die ihr viel Freude bereiten.

Wegen ihrer Rückenschmerzen sei sie schon in Behandlung gewesen, das habe aber nicht viel gebracht. In ihrer Jugend sei eine Zöliakie diagnostiziert worden.

Seit ihrer Kindheit leidet sie unter einer massiven Angststörung. Sie hätte vor allem und jedem Angst. Die Angst begleitet ihr gesamtes Leben, leidet unter häufigem Herzklopfen, sie atmet oberflächlch, hat häufig Magenschmerzen, kann nicht ausreichend essen, hat Angst vor Menschen, sie sagt Corona habe sie durch den lock down vor vielem bewahrt. Sie habe sich da mit niemandem abgeben müssen.

TCM Diagnose

Nieren YIN und Qi Mangel, die Niere kann ihr Kind die Leber nicht mehr ausreichend nähren, Leber YIN und Leber QI Mangel, dadurch auch Herz YIN Mangel mit überschüssigem YANG (Herzklopfen), der obere und mittlere Erwärmer können Lunge und Milz nicht ausreichend wärmen.

1.Sitzung

AKUPUNKTUR

N 3, 7, plus 3 weitere Ashipunkte im Nierenmeridian beidseits, Lu 7, 3E5 rechts, G 41 links, MP 6 beidseits, H 7 beidseits

SUGGESTIONEN

Einleitung mit modifizierter Elman, dann Trancearbeit *ich lade dich ein, eine 10 stufige Treppe hinunter zu gehen und mit jeder Stufe magst du tiefer und tiefer gehen und mit jedem mal Ausatmen magst du vielleicht eine Art Schwere, die sich wie Leichtigkeit anfühlen mag ... wie eine schwere Leichtigkeit oder auch leichte Schwere und mit jeder Stufe wird diese schwere Leichtigkeit oder leichte Schwere immer stärker und stärker und von der 10. Stufe steigst du in einen wunderschönen Raum mit vielen Bildern und angenehmen Düften und Möbeln mit schönen Farben, die du liebst und in der Mitte des Raumes oder vielleicht auch an einer der Wände steht womöglich ein gaaanz bequemer Stuhl oder eine Couch oder sonst eine Liege, ganz nach deinem Belieben und du spürst dich magisch dorthin gezogen, um darin Platz zu nehmen. Und während du auf dieser Liege Platz nimmst, spürst du womöglich früher oder später einen zarten Lufthauch mit wohlriechenden Düften, die so gut riechen, dass dir vielleicht der Gedanke kommen mag, dass dieser Duft ein Geschenk Gottes sei, um dich mit allen Informationen zu versorgen, die du brauchst, Informationen, die deinen ganzen Körper über deine eigenen Energiekanäle durchströmen um zu jedem Teil, jedem Winkel, jeder Körperzelle, jeder Gehirnzelle zu gelangen, Informationen der Stärke, der Zuversicht, des Urvertrauens, denn du bist es wert, alle diese universellen Informationen zu erlangen, denn du bist der wichtigste Mensch in deinem Leben, du bist wertvoll, du bist einzigartig, denn es gibt dich nur 1x unter 4 Milliarden Frauen, die derzeit diesen Planeten bevölkern.. ja genau... du bist wertvoll, Gott der Herr weiss das, er liebt dich, es gibt dich nur ein einziges Mal, du bist der wichtigste Mensch in deinem Leben...du bist es wert, dieses Geschenk Gottes erhalten zu haben und wenn ich in einem Augenblick die Nadeln aus deinem Körper ziehe, dann bleiben winzige Poren zurück, über die diese heilenden Informationen auch nach Auflösen dieser Trance weiter in dich einströmen können, über diese kleinen Poren, von aussen unsichtbar, denn Energie und Information sind immateriell, sie können mühelos weiter in dich einströmen“.*

Therapeut entfernt die Nadeln.

„Und während du hier so liegst und immer tiefer in den Stuhl einsinken magst, spürst du womöglich noch stärker und noch stärker den Strom dieser heilenden Informationen wie sie sich in deinem Körper noch mehr ausbreiten, da jetzt auch jedes Hindernis in Form der Nadeln beseitigt ist, ja genau... jetzt kann sich diese heilende Information noch besser ausbreiten und während du immer

tiefer sinkst, magst du die Liebe Gottes in dir spüren und ich gebe dir jetzt einen Moment der Stille und der Ruhe in der sich früher oder später wirklich jegliches Unwohlsein in dir in diesen Energieströmen auflösen mag und während du so liegst, magst du die Kraft und die Liebe Gottes noch mehr spüren, wie sie sich in deinem ganzen Körper ausbreiten..."

Therapeut sagt jetzt etwa fünf Minuten gar nichts, sondern lässt die Patientin einfach in tiefer Trance liegen.

Dann *„Da es nicht möglich ist, für immer in diesem wunderbaren Zustand der tiefen Trance liegen zu bleiben, ist es jetzt an der Zeit, langsam wieder in das Hier und Jetzt zurück zu kehren... du wirst aber alle Informationen mitnehmen, die du in der Trance erfahren hast, in Körper und Geist gestärkt, ich zähle bis fünf, bei fünf darfst du deine Augen öffnen und frei von allem Unwohlsein voller Kraft, Zuversicht, URVERTRAUEN, Gottvertrauen, dein Tagesgeschäft fortsetzen. 1, 2, 3, 4, 5.*"

Patientin öffnet die Augen, reckt und streckt sich und sagt, so etwas hätte sie noch nie erlebt, es ginge ihr wunderbar, sie habe keine Schmerzen mehr.

2.Sitzung

Keine Schmerzen, keine Angst bisher.

REGRESSIONSSITZUNG

Wir kommen als erstes zu einem SSE: 3 Jahre alte Patientin. Sie ist allein in einem Zimmer, liegt im Bett, fühlt sich verlassen und nicht gewollt. Sie kennt dieses Gefühl schon, wir gehen also noch weiter zurück und landen bei der 1 jährigen Patientin, die allein in ihrem Gitterbett liegt und sich verlassen und ohnmächtig fühlt. Mutter ist nicht da. Sie kann kaum atmen, ist völlig verkrampft. Wir brauchen die Grosse, Erfahrene, Weise, die zu ihr kommt, sie umarmt, alle Liebe gibt, die sie in diesem Augenblick so dringend benötigt und ihr erklärt, dass es nichts Aussergewöhnliches ist, dass sich ein 1 jährigens Kind verlassen und ohnmächtig fühlt, wenn es allein gelassen wird, dass sie diese Situation gut überstehen wird und dass von nun an Jesus Christus und die Erwachsene gemeinsam tief in ihrem Herzen wohnen werden. Sie geht anstandslos nochmals durch diese Situation ohne Ohnmachtsgefühle. Wir gehen wieder vorwärts in der Zeit zu der 3 jährigen, die sich ebenfalls verlassen fühlt. Zur Auflösung dieses SSEs benötigen wir wieder die Erwachsene, die ja jetzt bereits in ihrem Herzen wohnt zur Auflösung. Sie erzählt nachher, dass ihr die Erwachsene gesagt habe, sie sei mutig und stark, von Gott gewollt, sie sei ein Sonnenschein, sie habe ein gutes Herz, es sei gut so wie sie ist, alles sei gut. Es kommen keine weiteren SSEs mehr. Die Mutter kommt auf den Stuhl. Die Vergebung bereitet keine grosse Mühe, da es auch von Gott so gewollt sei, dass sie ihr von ganzem Herzen vergibt. Grauer Raum, Selbstvergebung über Spiegel, Schlussplaydoyer des Therapeuten, Auflösen der Hypnose.

Nach der Sitzung ist sie müde, schmerzfrei, erklärt, sie müsse jetzt einmal schlafen.

3. Sitzung

Zwei Wochen später kommt sie zum anberaumten Termin. Psychisch geht es ihr sehr gut. Sie hat keinerlei Angstzustände mehr, was auch ihre Umgebung und vor allem ihr Mann bemerkt, er hätte jetzt eine neue Frau.

Die Schmerzen im Gesäss rechts und auf der Rückseite des rechten Oberschenkels sind noch mässig ausgeprägt. vorhanden (VAS 3-4).

BALANCEAKUPUNKTUR NACH DR. TAN

Betroffener Meridian: Blase.

Genadelte Punkte: Links: N 3, 7 plus 3 weitere Ashipunkte proximal von N 7.

MANUELLE MEDIZIN: Myofascial release nach Myers und Lewit.

Anschliessend ist sie völlig beschwerdefrei. Sie verspricht, sich noch viel zu bewegen. Ich weiss, dass sie dieses Versprechen einhält, denn sie ist sehr diszipliniert und an ihrer Gesundheit interessiert. Bei Bedarf solle sie sich wieder melden. Dieses bleibt aus. Ich kontaktiere sie 6 Monate später. Es sei noch alles in bester Ordnung.

Fall 5

56 jährige Patientin, die über Internetrecherche in meine Ordination kommt. Sie leidet unter Migräne schon seit Jahren. Ausserdem Nackenschmerzen. Als Kind Neurodermitis, ist jetzt aber kein Thema mehr. Ihre frühe Kindheit war von schweren Auseinandersetzungen zwischen den Eltern geprägt. Die Scheidung erfolgte, als die Patientin 6 Jahre alt war. Sie hat sehr darunter gelitten, aber es kehrte immerhin Ruhe ein. Von der Mutter wurde ihr gesagt, sie sei ein „Unfall" gewesen. Ausserdem wurde ihr von der Mutter vorgehalten, sie habe „Schuld" daran, dass ihre kleine Schwester vom Wickeltisch gefallen sei. Sie selbst war damals 4 Jahre alt. Die Beziehung zu den Eltern ist zum jetzigen Zeitpunkt unterkühlt, Die Beziehung zu ihrer um 4 Jahre jüngeren Schwester sei lange auf Eis gelegen und auch heute noch distanziert. Die Migräne habe sie wohl von ihrem Vater „geerbt". Der habe auch immer Migräne gehabt, vor allem an Sonntagen.

 Sie ist zum zweiten Mal verheiratet. Ihren ersten Mann hat sie wegen Unstimmigkeiten mit seiner Mutter verlassen. Der Mann hatte pathologische Mutter/Sohnbeziehung. Hat zwei Kinder. Lernte ihren zweiten Mann mit 33 Jahren kennen. Er war 9 Jahre jünger als sie. Sie gründeten zusammen eine Firma. Er lernte dann eine andere Frau kennen und wollte die Scheidung. Anschliessend gab sie 80 Stellenbewerbungen ab, erhielt nur Absagen. Das hat sie sehr belastet. Schliesslich hat sie doch eine Stelle bekommen, mit der ist sie sehr zufrieden.

Sie lebt jetzt wieder in Partnerschaft. Diese Beziehung funktioniert ausgezeichnet. Der Partner hat ebenfalls zwei Kinder.

1. Sitzung

Anamneseerhebung, es finden sich zwei verschiedene Migränetypen:

1.) kommt von verspannten Nackenmuskeln in der Mitte des Nacken, die Schmerzen strahlen von dort aus in den Kopf, es fühlt sich an „wie ein schwerer Helm" Im Kopf einmal mehr links von der Mitte, dann wieder mehr rechts. Dauert jeweils 3 -4 Tage und kommt langsam schleichend, steigert sich dann immer mehr.

2.) Dumpfer Kopf. Kommt ebenfalls von hinten, seitlich ganzer Kopf inklusive Gesicht. Mit oder ohne Aura, meistens aber ohne Aura. Die Seiten wechseln, Lichtscheu, Lärmempfindlich, Übelkeit, aber kein Erbrechen. Diese Form kommt auch häufig nachts und dauert ebenfalls 3 -4 Tage. Der Kopf fühlt sich an, als ob er in einem Schraubstock festgezurrt wäre.

Schulmedizinisch habe sie schon alles mögliche versucht, alles ohne Erfolg.

AKUPUNNKTUR: M 44 li, Le 3 beidseits, M 36 beidseits, Di 4 rechts LG 20, 4 Götter, G 41.

HYPNOSE

Modifizierte Elman, dann Suggestionen, sie betritt eine wunderschöne Landschaft, sieht einen Wasserfall stellt sich darunter und spürt das warme heilende Wasser auf ihrem Kopf und ihrem Nacken…etc.

2. Sitzung

Nackenschmerz weg. Sie hatte noch einen leichten Migräneanfall vom 1. Typ.

REGRESSION

Elmaninduktion, ISE im Mutterbauch. Sie fühlt sich so einsam, es soll niemand merken, dass sie da ist, Mama ist nicht verheiratet, sie möchte nicht heiraten, es kommt noch ein SSE, sie ist 1 Jahr alt, der Kopf brennt, sie hat Angst, Mama und Papa pinseln sie mit etwas ein, es wird dann besser. Wird aufgelöst. Es kommt noch ein SSE. Sie ist 3 Jahre alt, allein in einem Zimmer, es ist dunkel, sie hat Angst, wird aufgelöst. Nächster SSE: 9 Jahre alt, es ist Tag, sie ist allein vor dem Haus ihrer Tante. Sie hätte mit ihrer Cousine einen Treff vereinbart, diese ist aber mit einer Freundin weggegangen.

Mutter kommt auf den Stuhl, Vergebung gelingt. Dann kommt die Cousine auf den Stuhl, Vergebung gelingt auch. Kein weiterer SSE mehr. Selbstvergebung. Grauer Raum, Abschlussplaydoyer sie ist toll, hat eine Menge erreicht in ihrem Leben, sie hat es verdient, jetzt endlich all ihr Unwohlsein abzulegen etc.

3. Sitzung nach 1 Monat

Noch leichte Nackenschmerzen VAS 3. Hatte zwei leichte Migräneanfall bis dato, der nur wenige Stunden gedauert habe. Sie spüre, dass die Migräneanfälle immer weniger intensiv würden und über die nächsten Monate wohl gänzlich abklingen würden. Manuelle Nackenmassage. Keine Akupunktur. Ich ersuche sie, sich wieder zu melden, falls die Migräne wieder zunehmen würde an Intensität und Häufigkeit. Sie hat sich bisher nicht mehr gemeldet.

WEITERE OPTIONEN FÜR DIE THERAPIE
CHRONISCHER SCHMERZEN

1.) Manuelle Medizin

Darunter versteht man – wie der Name schon sagt – Therapie mit den Händen des Therapeuten. Dies kann auf folgende Arten geschehen, die zumeist miteinander verknüpft werden.

A.) Mobilisation oder Manipulation von Gelenken der Wirbelsäule oder von Extremitäten.

B.) Bearbeitung von Triggerpunkten, Lösen von Verklebungen der Faszien, Dehnung von Faszien und Muskeln. Dies ist eine sehr effektive Methode für die Therapie der somatischen Komponenten von chronifizierten myofaszialen Schmerzen. Die manuelle Therapie kann auch bei liegenden Nadeln durchgeführt werden, was die Wirkung noch verstärkt. Allerdings können Nadeln auch im Weg sein. In diesem Fall lasse ich die Nadeln 20 Minuten liegen und mache dann die manuelle Therapie.

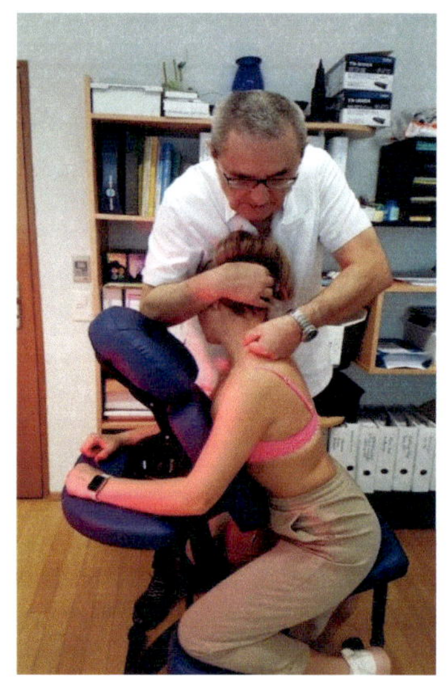

Ausstreichen der Nackenfaszien nach der TIII Methode.

2.) Bewegungstherapie und Coaching

Der Patient muss lernen, dass er durch Bewegung seine Schmerzen möglicherweise vorübergehend verschlimmert, dass dies aber nicht gefährlich ist. Das ist sehr wichtig, weil viele Patientinnen Angst haben, ihren Zustand durch Bewegung zu verschlimmern. Durch die vorangegangenen Hypnoakupunkturtherapien sollte aber diese Angst verschwunden sein.

3.) Interventionelle Schmerztherapie

Darunter versteht man Injektionen von Schmerzmitteln, meist ein Gemisch aus Lokalanästhetikum und Kortison an schmerzauslösenden Strukturen, meist an der Wirbelsäule, also an Wirbelgelenke, das Kreuz-Darmbeingelenk (Iliosacralgelenk) und an entzündlich, oder narbig kompromittierten Wirbelsäulennerven oder an Nerven, die durch einen Bandscheibenvorfall oder eine Verengung des Wirbelkanals gedrückt werden. Diese Eingriffe werden unter Durchleuchtungskontrolle gewissermassen online durchgeführt. Es gibt auch die Möglichkeit, diese Injektionen unter CT Kontrolle durchzuführen. Diese sind aber viel teurer und auch nicht so sicher, da der Eingriff offline geschieht, das heisst, der Therapeut setzt die Nadel, muss den Raum verlassen, es erfolgt ein CT Durchgang, Anschauen der Bilder, wahrscheinlich Nadel versetzen, abermals CT Durchgang, vielleicht nochmals Versetzen der Nadel, Kontrastmittelgabe, noch ein Durchgang und dann kann erst das Schmerzmittel injiziert werden. Das bedeutet zudem eine wesentlich höhere Strahlenbelastung für die Patientinnen als bei bildwandlergesteuerten Eingriffen. Ich führe diese Interventionen ausschliesslich bildwandlergesteuert durch. Das erspart auch in vielen Fällen – nicht immer – eine Operation.

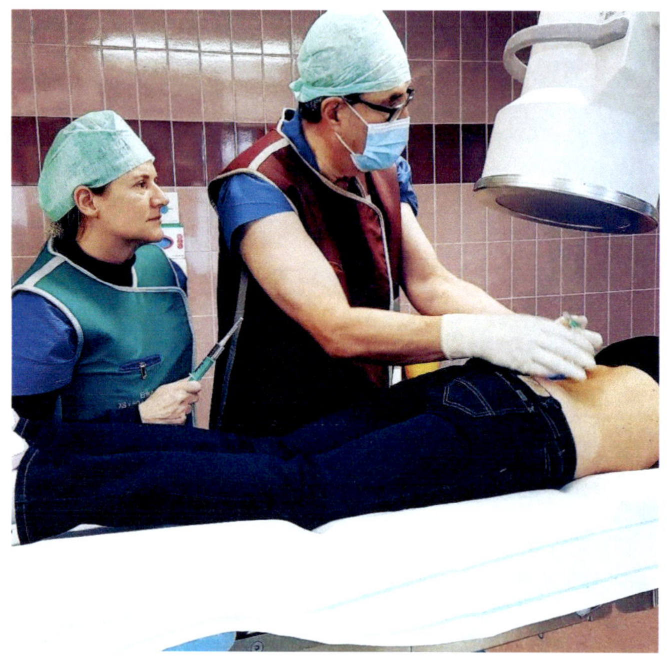

Nervenwurzelblockade unter Bildwandlerkontrolle

4.) Chirotrancehypnose

Bei dieser lediglich in einer bestimmten Reihenfolge gesetzten Berührungen kann eine tiefe Trance erzeugt werden. Die Körperhypnose von Professor Antonio Carreira wurde von Uwe Sujata zur Chirotrancehypnose weiter entwickelt. Da diese Hypnoseform ohne Worte abläuft, eignet sie sich besonders gut für ausländische Patientinnen, die der Sprache des Therapeuten nicht mächtig sind oder, um ganz einfach eine tiefe Entspannung herbeizuführen. Es muss bei der Chirotrance also kein bestimmtes Thema addressiert werden. Gerade für Schmerzpatientinnen ist es oft sehr schön, ganz einfach einen Zustand tiefer Entspannung zu erleben. Auf ein Auflösen der Hypnose wird verzichtet. Der Therapeut wartet, bis der Patient die Hypnose von selbst wieder auflöst. (https//www.my-lebens.enegie.ch) .

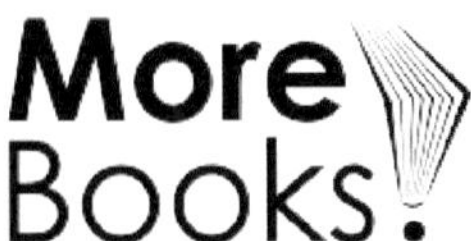

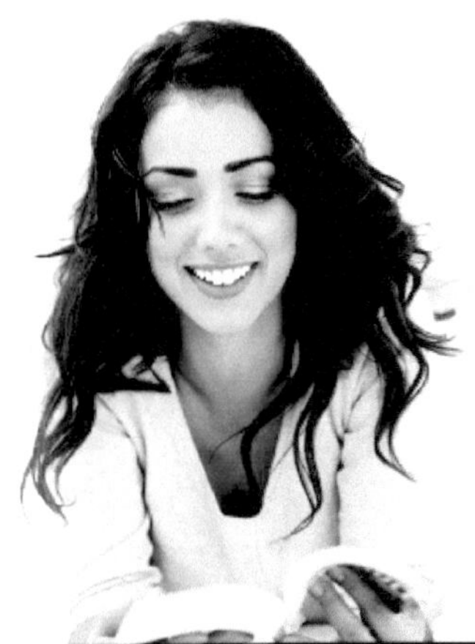

I want morebooks!

Buy your books fast and straightforward online - at one of world's fastest growing online book stores! Environmentally sound due to Print-on-Demand technologies.

Buy your books online at
www.morebooks.shop

Kaufen Sie Ihre Bücher schnell und unkompliziert online – auf einer der am schnellsten wachsenden Buchhandelsplattformen weltweit! Dank Print-On-Demand umwelt- und ressourcenschonend produziert.

Bücher schneller online kaufen
www.morebooks.shop

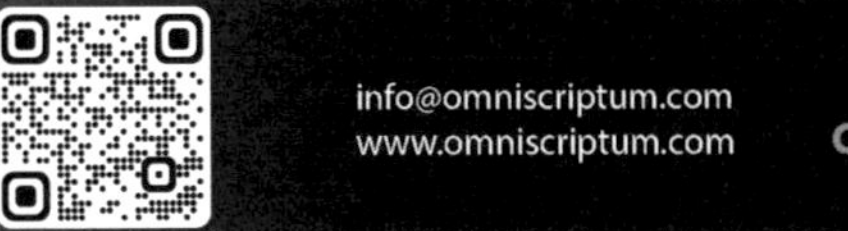

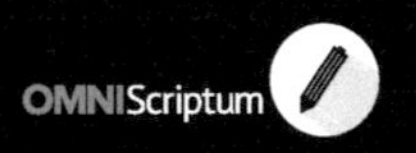

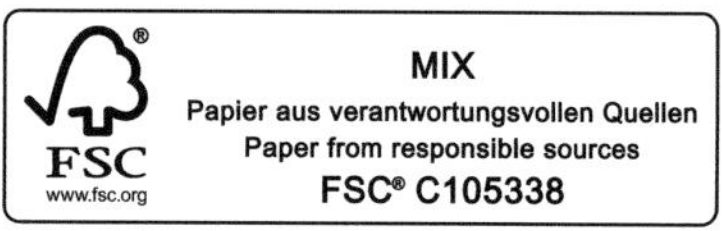

Printed by Books on Demand GmbH, Norderstedt / Germany